U0305663

简明藏医学史

蔡景峰　甄艳　刘东　著

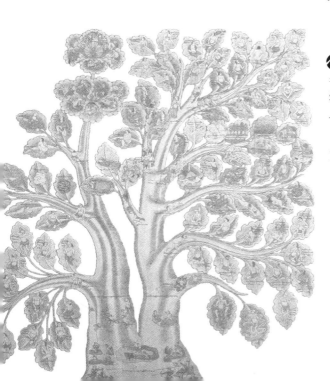

青海人民出版社

图书在版编目（CIP）数据

简明藏医学史 / 蔡景峰 , 甄艳 , 刘东著 . -- 西宁 :
青海人民出版社 , 2023.11
ISBN 978-7-225-06519-9

Ⅰ . ①简… Ⅱ . ①蔡… ②甄… ③刘… Ⅲ . ①藏医—
医学史 Ⅳ . ① R291.4

中国国家版本馆 CIP 数据核字 (2023) 第 060580 号

简明藏医学史

蔡景峰　甄艳　刘东　著

出　版　人　樊原成
出版发行　　青海人民出版社有限责任公司
　　　　西宁市五四西路 71 号　邮政编码 : 810023　电话 :（0971）6143426（总编室）
发行热线　（0971）6143516 / 6137730
网　　址　http://www.qhrmcbs.com
印　　刷　西宁东宝印务有限责任公司
经　　销　新华书店
开　　本　890 mm × 1240 mm　1/32
印　　张　7.875
字　　数　126 千
版　　次　2023 年 11 月第 1 版　2023 年 11 月第 1 次印刷
书　　号　ISBN 978-7-225-06519-9
定　　价　42.00 元

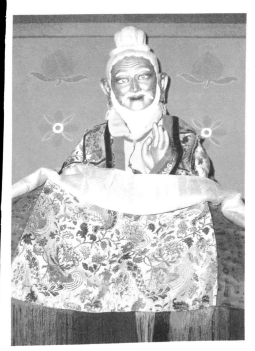

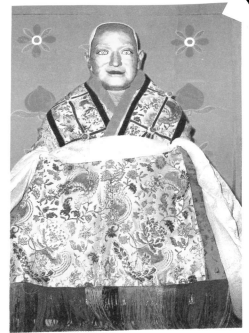

图 1　藏医医圣宇陀·云丹贡布
（西藏自治区藏医院）

图 2　藏医学和天文星算学的发展者钦绕诺布
（西藏自治区藏医院）

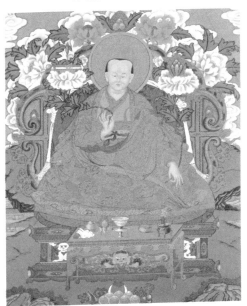

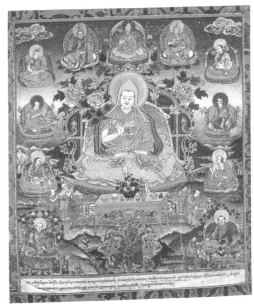

图 3　第司·桑杰嘉措画像

图 4　西藏名医图

1

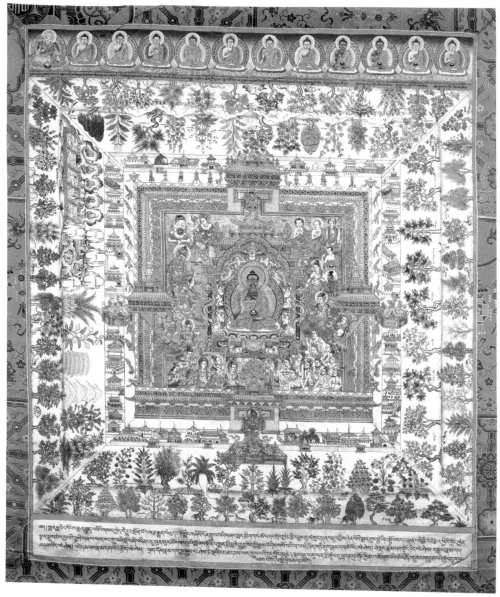

图 5　药王及药王城

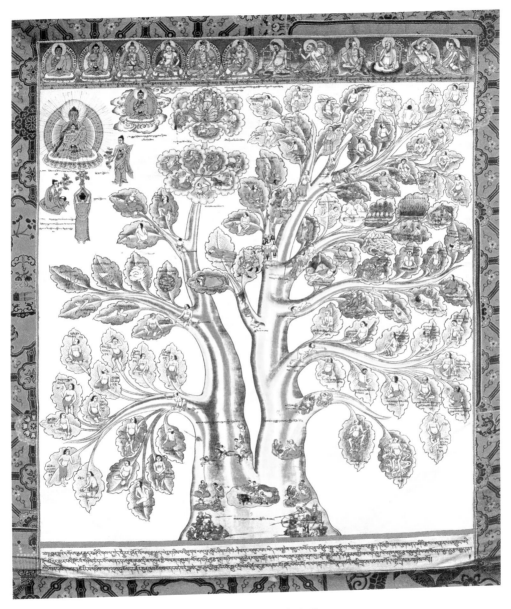

图 6　人体的生理和病理

3

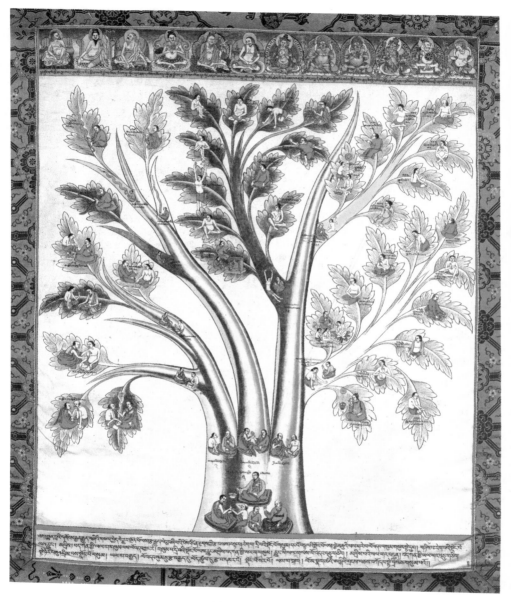

图 7 疾病的诊断

4

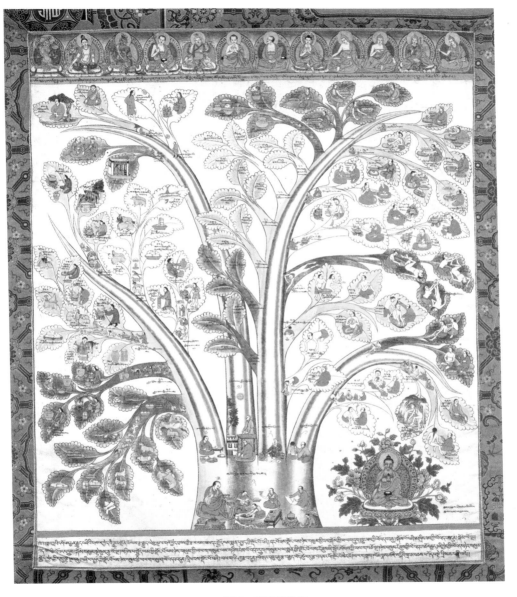

图 8　疾病的治疗

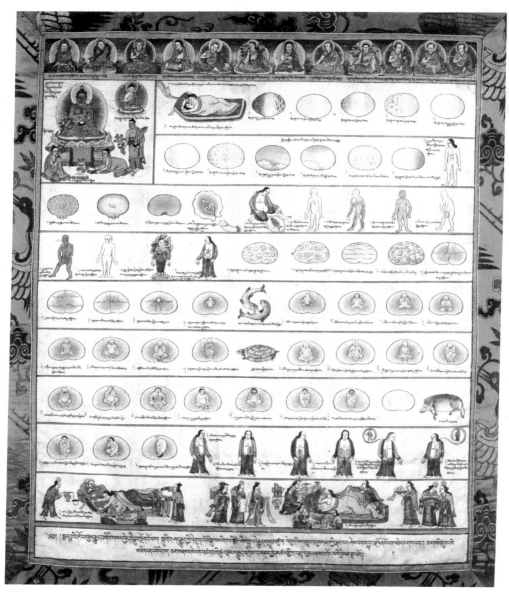

图 9　人体胚胎发育

6

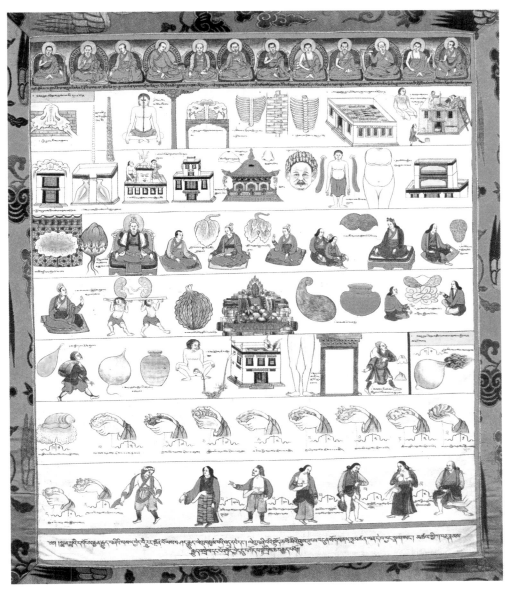

图 10　人体器官的形象比喻和物质的计量

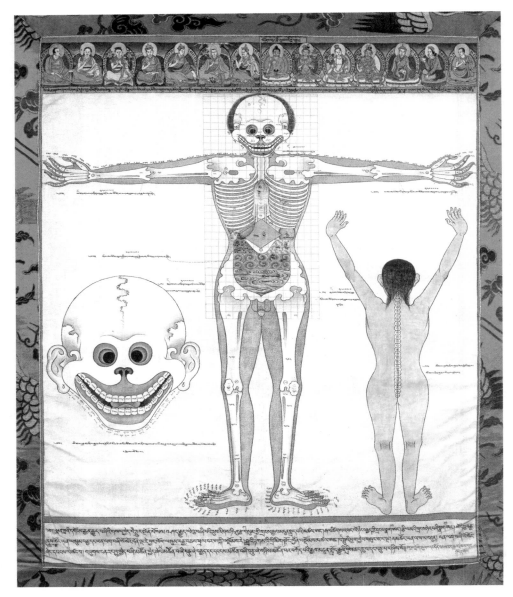

图 11 人体骨骼（正面）

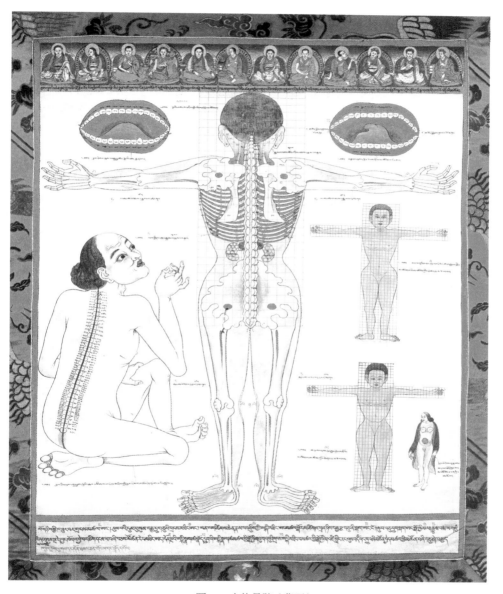

图 12　人体骨骼（背面）

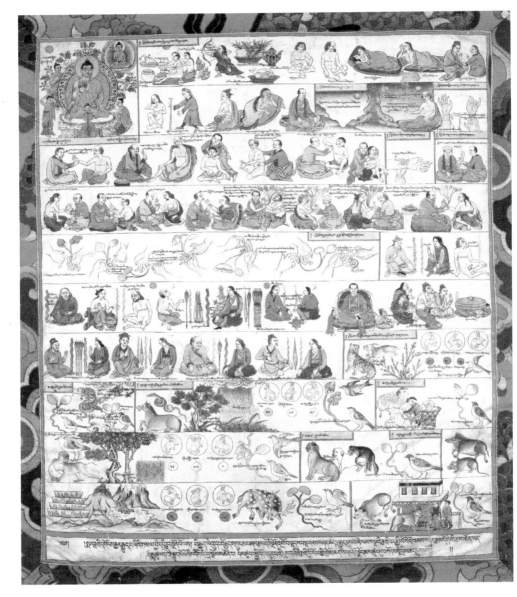

图 13　脉诊（一）

10

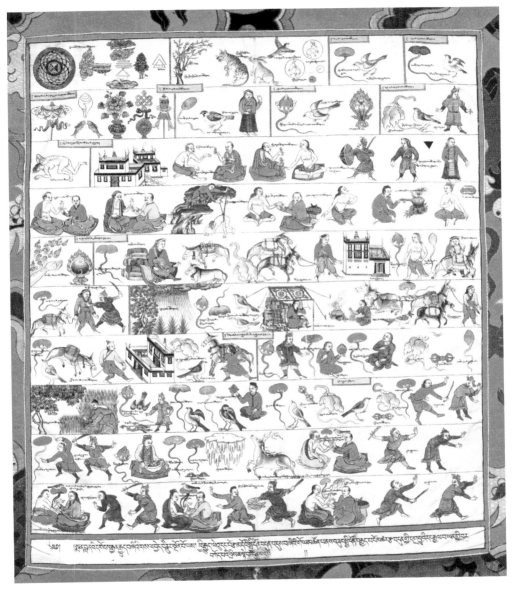

图 14　脉诊（二）

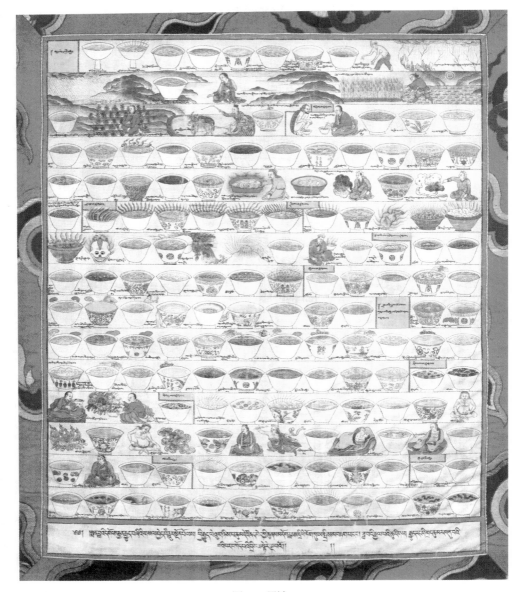

图 15　尿诊

12

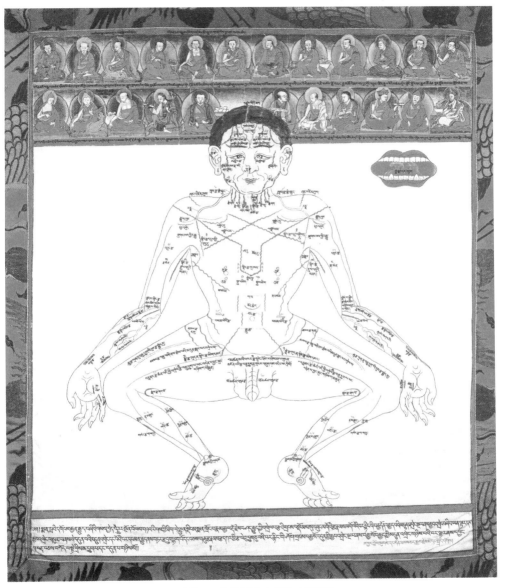

图 16 脉络及放血部位（正面）

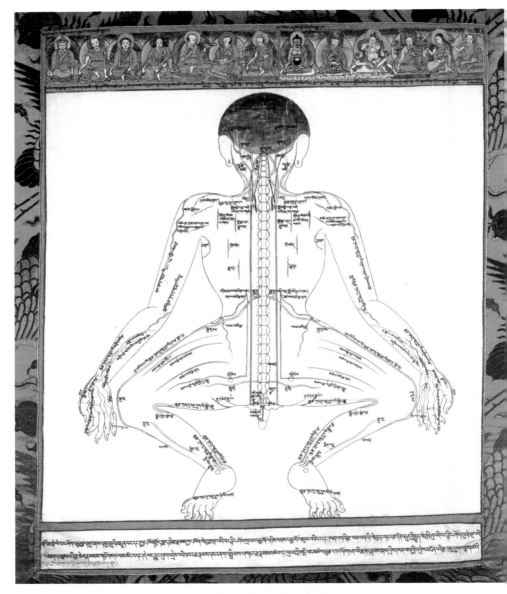

图 17　脉络及放血部位（背面）

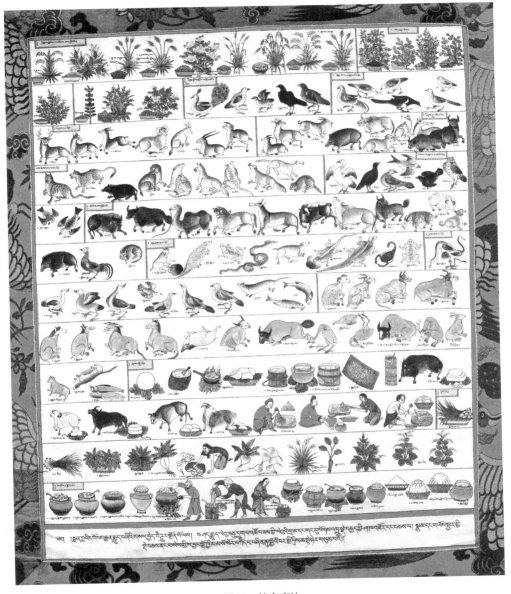

图 18　饮食疗法

15

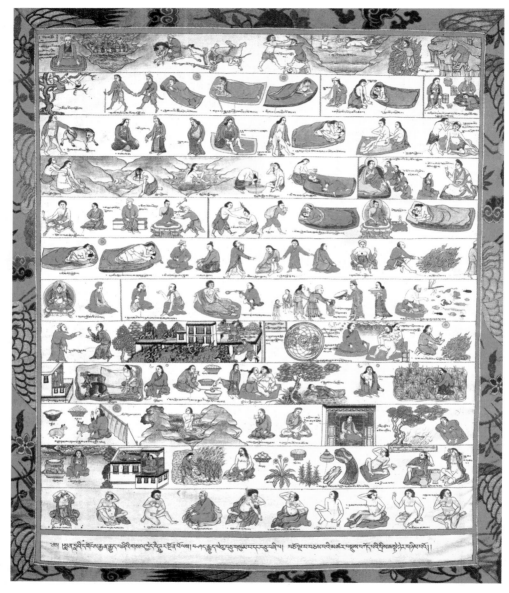

图 19　起居疗法

16

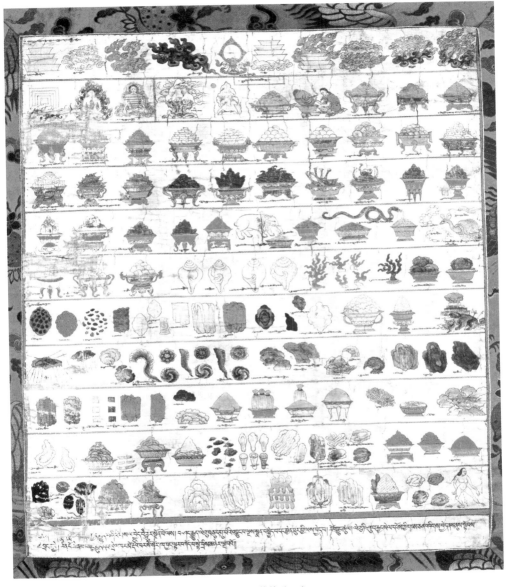

图 20 药物（一）

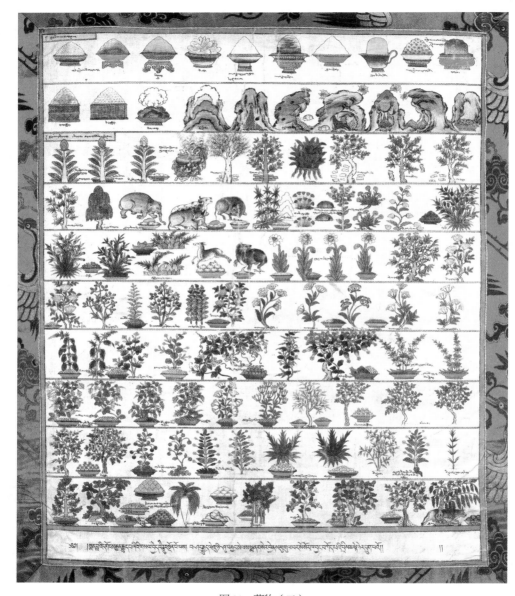

图21 药物（二）

18

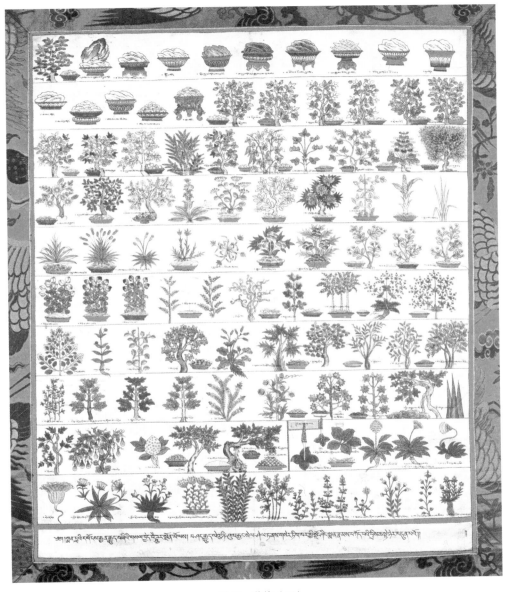

图 22 药物（三）

19

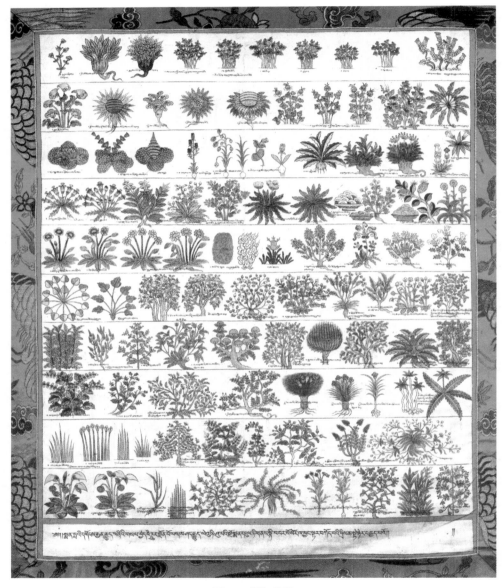

图 23　药物（四）

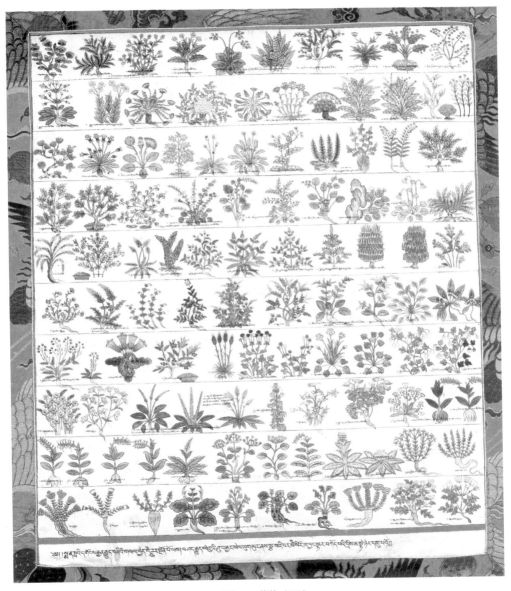

图 24　药物（五）

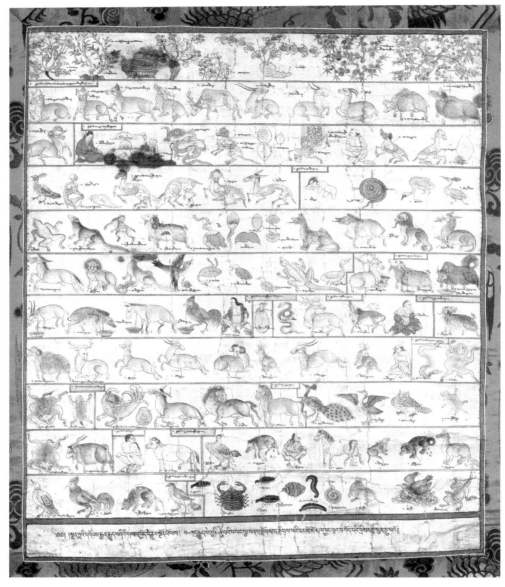

图 25 药物（六）

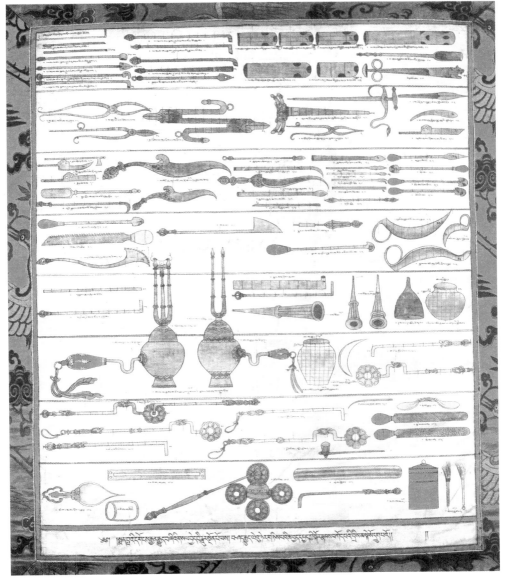

图 26　医疗器具

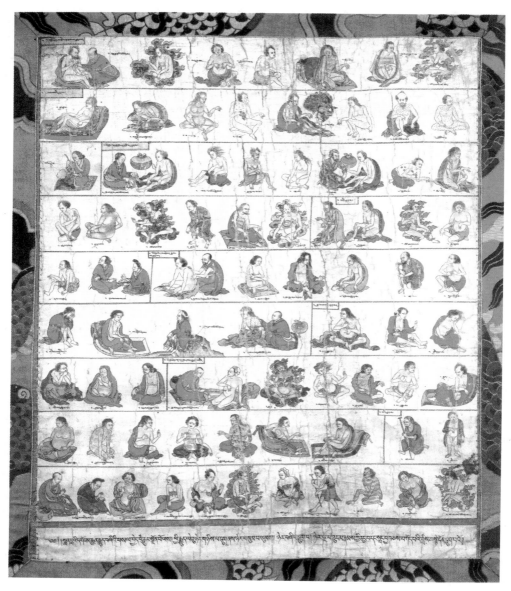

图 27　热敷、湿敷、药浴、擦油、穿刺

24

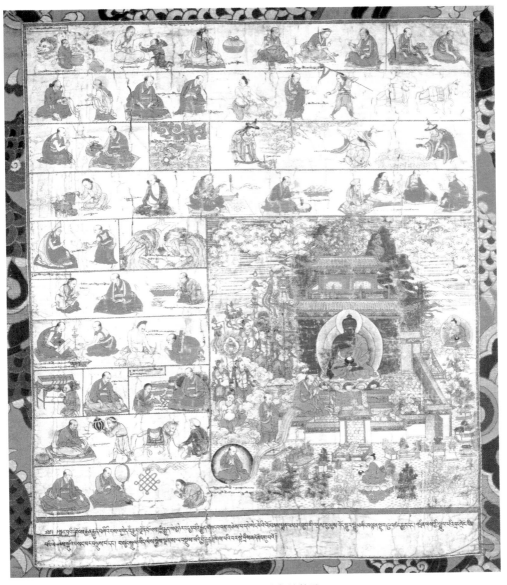

图 28 《四部医典》的传承

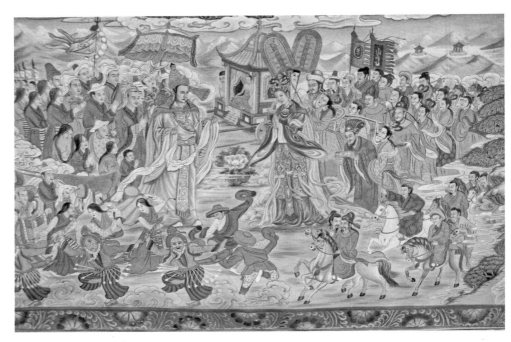

图 29　文成公主进藏

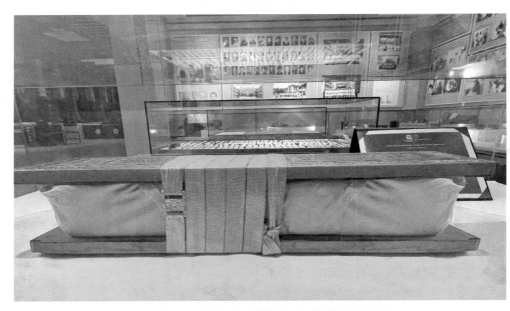

图 30　西藏自治区藏医院院史馆馆藏金汁手写版《四部医典》

目 录

第一章　概说

当今，世界上只有少数几种古老的传统医学体系还具有生命力，并以其独特的理论体系指导着其医疗实践，继续为人类的健康服务。中国传统医药学就是最重要的一种。藏族人民所创造的藏医药学，是中国传统医药学的一个重要组成部分。作为一门独立的医药学，它具有自身的独立性，藏医药学这门独特的传统医药体系，与汉族中医药学一道，正在为中国人民以至世界人民的健康服务。藏医药学是世代居住在青藏高原上的藏族同胞所创造的医药学，具有十分悠久的历史。

一、藏族的起源

在藏族的创世歌中，传说是海洋孕育了雪域，产生了生命，有了人类，也有了畜类和鸟类。经考察发现，青藏高原在地质发展史上，曾经是一片汪洋大海，在这里发现了近30个门类的古生物化石和上千块标本，其中就有藻类、三叶虫、腕足类、海百合和海胆等生活过的痕迹。地质学家认为，喜马拉雅地区至少从 6 亿年以前的古生代初期就开始了海洋演化的历史，直到 4000 万年前，这片海洋还没有消失。到始新世中期喜马拉雅山脉即将诞生之时，这片古海才完全结束了它的时代，一个崭新的青藏高原从此崛起。

关于藏族的起源，一向有种种不同学说，归纳起来，主要有以下几种：

1. 南来说

认为藏族源于释迦王族，是由南亚次大陆移来，经过长期迁徙，越过高山而至。这个假说经过人种学家的研究，认为南亚雅利安人与藏族人在人种学上并无共同之处。就是语言，也分属印欧语系与藏缅语族两个不同的体系。有人喜欢把藏地的一切事物都与印度次大陆相联系，其中的一个原因是宗教性质的。因为印度是佛教的发源地，如果藏族先民确实来自那里，那么，他们的后裔必然是宗教上的"正宗"，其优异感是不言而喻的，但可惜的是科学上难以证实这一假说。

2. 东来说

有一种假说认为青藏高原的藏族先民是从东方迁徙而来，并认为中国史书上的羌族，就是最早的藏族人祖先，其中的一支"发羌"，就是迁徙到青藏高原的藏族先民。的确，藏族中的一部分与古代的羌族关系十分密切。有许多古代文献把居住我国西部的部族称为西羌，也即羌族。羌族乃中华民族的组成部分，世代居住在我国西部。中华民族的祖先炎帝姓姜，居于姜水，因以为姓。《国语·晋语》说："昔少帝娶于有蟜氏，生黄帝、炎帝。黄帝以姬水成，炎帝以姜水成。成而异德，故黄帝为姬，炎帝为姜。"也就是说，炎帝、黄帝是同源而异流，而炎帝居姜水，是为羌人之祖先。这部分羌人世代居住在我国西部，经过长期的变迁，民族交流与融合，成为藏族祖先的一部分。虽然藏族中的一部分族源来自羌族，但羌族并不是所有藏族的祖先，"羌就是藏"的说法是不够全面的。

3. 多元融合说

藏族文献《国王遗教》中记载：藏族人是由观世音菩萨的化身猕猴绛曲赛贝与至尊度母的化身罗刹女二人结为夫妻，生下猴崽，逐步繁衍而成。据说，他们后来繁衍成四个氏族；包括赛、穆、顿、东；后来，又增加了惹、柱两氏族而成六大氏族。据说，山南泽当县还有"猴子洞"的遗迹予以佐证。

神猴说可以认为青藏高原上自古以来就有本土居民生活，还可以用考古学的发现予以佐证。如在西藏发现的"尼池"（林芝）人骨就是 4000 多年前的人类，这是新石器与铜器时代的人骨头。从聂拉木、定日、申扎、墨脱、昌都等地就有许多地下发掘，特别是昌都卡诺地区的发掘，所得的实物包括石器文物 7000 多件、骨器 368 种，石片 2 万多块；还有房屋遗址 29 处、石墙高台 2 块、石角 3 块，另有灶穴、装饰品等。其装饰物包括发卡、环圈、耳环、念珠、项链、珠串，还有海贝，已经有一定的审美观。卡诺文化距今为 4000~5000 年，属新石器时代。除卡若以外，还有定日县的苏热、申扎县的卢令和珠洛勒、日土县的扎布和普兰县的霍尔区，也都有所发现。除上述一些器物外，还有打制成不同形制的铲、斧、锄、犁、钻、切割器、刻刮器、研磨器、尖状器、砍砸器、矛、镞等。

必须指出的是，除西藏地区外，其他涉藏地区同样有考古学上的发现。如柴达木盆地小柴旦的文化遗址，玉树地区可可西里和沱沱河的文化遗址。其中有些考古发掘还属于旧石器时代的文化，如小柴旦文化可追溯到 3 万年前，可可西里的文化也属 1 万年前。那时候的石器磨制都比较原始粗放，

6

而进入石器时代的器物加工就精细得多，如陶器的色彩有黑、红、黄、灰等多种，纹饰和图案也是相当丰富多样的。

上述的内容足以证明，青藏高原上早就有藏族的先民居住、生活，并进行狩猎、农耕，在不断与邻近的其他部族的交往、迁徙、融合后，逐渐成为中华民族大家庭中的一员。

前面已经讲过藏族先民演化为四大族姓部族、六大氏族的情况，以后又各自分化演变出共几十个姓氏。后来，这些部族互相兼并。据藏文古代文献记载，经过长期的发展，最后在上、中、下三部形成了 10 个小邦；而在比较偏远的地区，各氏族部落划分势力范围，兼并割据，形成了 40 个小邦，书中记载：

"各小邦地方，各有小城寨。小邦王和小邦大臣分别为：象雄阿尔巴之王布勒娘谢尔，家臣为琼波·热桑杰与东伦玛孜二氏；娘热切卡尔之王脱噶尔，家臣为素茹与囊二氏……"

以上这一历史文书还记载了努布境内朗格、娘热夏布、吉热江欧、阿布查松、切热四地、欧域邦嘎、俄地之珠域、鲁惹雅松、斯地热莫贡、贡拉泽纳尔、娘域达松邦、达波珠宇、琛地之格域、苏毗之雅松、卓木南木松等小邦之王及家臣的名字。随后，文书接着写道：

"古昔，各地小邦王子及其家臣如此应运而出，众人之王，作大地之主宰。王者，威猛，谋略深沉者相互剿灭，并入治下，收为编氓。最终，以鹘提悉补野之位势莫敌最为崇高。"

这些记载比较明确地把青藏高原上早期藏族社会的变迁情况作了较详细的介绍。这些传说中的小邦最终归为鹘提悉补野，开始了古代吐蕃的历史，悉补野王统的第一位王名为聂赤赞普，藏族史料记载表明，自聂赤赞普往下，共传了27代，第27代王名为拉脱脱日年赞，其后，又传经赤聂松赞、设庐年德茹、达布聂斯三代，到第31代赞普叫囊日松赞。他与汉地建立了关系，"此王之时，自汉地传入医药与历算……"其子松赞干布大才雄略，统一了青藏高原，开创了吐蕃政权，藏族历史进入了新篇章。

二、藏族的分布语言和文献

我国藏族主要分布在我国西藏自治区和青海、甘肃、四川、云南等涉藏地区，根据2010年第六次人口普查数据，藏族人口为628.22万。

1. 语言

藏语属汉藏语系藏缅语族藏语支。依地区划分为卫藏、康、安多三个方言，卫藏方言和康方言都有声调，安多方言没有声调。藏文创制于7世纪前期，是有4个元音符号和30个辅音字母的拼音文字，自左向右用竹笔、墨汁书写，字体主要为"有头字"（楷体）和"无头字"（草体）两种，通行于整个藏族聚居地区。

一般学者及传统的说法，都认为现行的藏文最早是在吐蕃政权松赞干布时期，由他的大臣吞米·桑布札创制的，是依照古印度梵文的兰杂和瓦都体，结合藏语的特点而创造的一种拼音文字。关于吞米·桑布札创制藏文的过程，曾经有一段精彩动人的故事，说的是吞米·桑布札在服官于松赞干布时，深感没有文字之苦。此时，正好松赞干布统一青藏高原，吐蕃政权的各种制度需要建立，亟待有文字作为工具。据说松赞干布特别选拔16名有培养前途、有开拓意识的青年到天竺去拜师交友，学习梵天的文字，由于两地的各种环境不同，这些青年都不适应当地的饮食，加之水土不服，先后有15人病逝，最后只有吞米·桑布札坚持到底，并把婆罗门老师的教诲和智识带回吐蕃。桑布札受松赞干布之命，发挥自己的聪明才智，几经奋斗，艰苦卓绝，最后设计出藏文拼音字母的方案，后来又经过几次厘定，成为今天藏文的原模，一直沿用至今。

现在通行的拼音藏文，共有字母30个，分成7组半如下：

ཀ(ka)　　ཁ(kha)　　ག(ga)　　ང(nga)

ཅ(ca)　　ཆ(cha)　　ཇ(ja)　　ཉ(nya)

ཏ(ta)　　ཐ(tha)　　ད(da)　　ན(na)

པ(pa)　　ཕ(pha)　　བ(ba)　　མ(ma)

ཙ(tsa)　　ཚ(tsha)　　ཛ(dza)　　ཝ(wa)

ཞ(zha)　　ཟ(za)　　འ(va)(')　　ཡ(ya)

ར(ra)　　ལ(la)　　ཤ(sha)　　ས(sa)

ཧ(ha)　　ཨ(a)

除这 30 个字母外，还有 4 个元音：

(i)　　ྀ　　(u)　　ུ　　(e)　　ེ　　(o)ོ

这几个元音并不单独书写，而只能附加在各个字母之上或之下进行拼音，故它们只是一种符号，而不是字母。另外，还有 5 个反写的字母：

ཊ(t)　　ཋ(th)　　ཌ(d)　　ཎ(n)　　ཥ(sh)

这些反写字母一般多用于拼写外来语。拼写藏字时，以一个字母作为基字或字根，加上前加字、后加字、再后加字、上加字、下加字，故最多时一个字可有 6 个字母，少则有两个字母，然后加上元音符号，从而构成藏语各种字、词。藏文为由左向右书写，字体则有正楷体、行书体，还有草书体，具有书法文字美。

书写藏文时，还有各种标点符号，包括分字点、楔形号、敬语号、提示号、起始号等。

2. 历史文献

可以不夸张地说，在我国各民族之中，藏族的历史典籍文献的丰富，可以用"浩如烟海"来形容它。藏文从松赞干布时期开始形成，一旦问世，它就极大地便利藏文化的记载，促进了藏族与其他民族文化的交流。可以说，真正有系统的藏文化，是从这时候开始的。用藏文写成的典籍的内容丰富多彩，包括金石铭文、翻译典籍和简牍等不同类别。

金石铭文是吐蕃时期政治、历史的如实记录，还反映当时的宗教、语言文字学及其与邻近民族、古国的关系。据王尧先生所编《吐蕃金石录》的记载，主要有：唐蕃会盟碑、恩兰·达札路恭记功碑、第穆萨摩崖刻石、谐拉康盟书刻石（共2块）、谐拉康无款残石、赤松德赞墓碑、噶迥寺建寺碑、桑耶寺兴佛证盟碑、尚·蔡邦江浦建寺碑、桑耶寺钟、昌珠寺钟、叶尔巴寺钟等。以上这些古文献，相当一部分来自敦煌古藏文文献，其中也有不少是竖立在西藏拉萨、山南等地区的石碑。而出土的写卷、简牍等除敦煌外，也有出自甘肃武威、青海都兰和新疆等地的。

金石文献都是吐蕃政权赤松德赞 (755 ～ 797 年在位)、赤德松赞 (798 ～ 815 年在位) 和赤祖德赞 (815 ～ 835 年在位) 时期的文物，其中如唐蕃会盟碑，是吐蕃和唐朝政治关系的重要文献，有重要的历史价值。近年来，又陆续发现一些金石文献如洛扎摩崖石刻、热扎寺碑及崩塘寺钟等。

另一类历史文献是简牍类。简用竹制成，而牍则是木质的。这些文献是出土于新疆羌米兰古堡，是吐蕃时期遗留在这里，后被流沙淹没而保存下来的古藏文文献。所涉及的内容有军事、经济、宗教等方面的记录，多为 8 ～ 9 世纪的文物。由于其中有不少出自一般下层官吏及普通军士，故其内容多为朴实无华之文字，对于研究古代中低层藏族人的生活及思想，还有古代藏文的发展史，都很有帮助。

还有一类重要历史文献就是出土于敦煌石窟的藏文写卷 (只有少数出自新疆)。这些藏文写卷是 18 世纪末、19 世纪初保存在敦煌的藏经洞内的稀世珍宝，后被当时来华的所谓"探险家"以巧取豪夺的卑劣手法携出国外。2006 年开始，法国国家图书馆、中国西北民族大学和上海古籍出版社共同合作编纂《法国国家图书馆藏敦煌藏文文献》，历经 15 年，于 2021 年首次全部整理出版，全套文献共 35 册，收录了 3174 个文献编号、2.8 万余幅高清图版。2012 年开始，英国国家图书馆、西北民族大学和上海古籍出版社共同合作，计划出版包括全部英藏敦煌藏文文献的图版。这些珍贵的藏文文献涉及古代吐蕃的政治、历史、经济、文化、社会生活、科学技术、文学、军事、法律、宗教及医学等多方面内容，如其中的关于吐蕃历史的一些卷子，有的以纪年的方式，有的以传记的方式写成，还有关于小邦邦伯及家臣表的内容，对研究吐蕃历史具有重要价值。

以上仅是写卷的一例，其他还有一些当时军帐会议之文告，有关北方若干民族之风俗习惯、语言、社会面貌之记录。值得指出的是，写卷中有一些汉族古代儒家经典或史书的藏文译本，如《尚书》《战国策》等，对于研究古代汉族经典典籍，也不无助益。更值得一提的是，写卷中也有若干医学卷子，对于研究吐蕃时期医学史，具有重要的学术价值。

3. 典籍文献

严格说起来，典籍文献也是属于历史文献的范畴，但是，吐蕃时期留下来的最重要典籍，以《大藏经》为其代表，具有特殊性，所以专立一节来介绍。

《藏文大藏经》是《中华大藏经》的组成部分，因此也被称为《中华大藏经》(藏文部分)。《藏文大藏经》分为《甘珠尔》

13

和《丹珠尔》，其中《甘珠尔》是佛教的原始经典，《丹珠尔》则是佛弟子对佛的教义的论述和阐释。

佛经的翻译始自吐蕃政权藏文创制后不久。公元 8 世纪陆续译入，并先后编成几部目录。朗达玛灭佛时，这一事业受挫，朗达玛死后，佛教再度兴盛，进入后弘期，大量翻译佛经，直到 15 世纪，已有木刻本《大藏经》的出现。此后，随着刻印技术的逐渐推广，六世达赖喇嘛仓央嘉措及其后，曾集中大批刻印工达千名，印刻经版，在颇罗鼐统治时期，在纳塘寺先后印行了 327 部佛经，成为早期最负盛名的纳塘版《大藏经》。以后，西藏地区及内地均相继印刻，计有理塘版、卓尼版、德格版、北京版、拉卜楞版等。在国外，也有一些北京版和德格版的《甘珠尔》和《丹珠尔》的影印本。2008年，历时 20 年的《中华大藏经》（藏文部分）对勘项目顺利完成，由中国藏学出版社出版，全套 232 卷，它为保存古代佛学经典做出了伟大的贡献，是藏文化辉煌宝库的重要组成部分，值得深入钻研和探讨。

三、藏族生活的自然环境

青藏高原的自然环境十分复杂，就地理地形而言，这里是世界最高的地方，号称地球的第三极，许多长河发源于此，湖泊星罗棋布，气候复杂。所有这些，都与藏民族特性的形成有密切关系，在一定程度上影响着藏医药的形成、发展和特点。

以地形而言，藏族主要居住在西藏地区，可以分成藏北高原、藏南谷地、藏东高山峡谷和喜马拉雅山地。高原的平均海拔北方为 4500 米，即便是谷地，其平均海拔也在 3500 米。峡谷的平均高度由 2000 多米到 5000 米，高差可达 2500 米左右。至于喜马拉雅山地，则平均高度达 6000 米。尽管如此，就整个涉藏地区而言，虽然总的海拔高度很大，但也不乏森林茂密、动植物繁多、雨量充沛的地区，有的地方且被称为"西藏的江南"。

整个西藏地区的山脉是其主要部分，区内分布着北面的昆仑山脉，自西向东，绵亘数百公里，与北面的塔里木盆地和青海的柴达木盆地，形成天然的屏障。

其次是喀喇昆仑山脉，其主体在新疆与克什米尔地区，西藏是它的东延部分，高度也在 6000 米。冈底斯山脉—念青唐古拉山脉，位于藏北高原的南缘，是藏北与藏南、藏东南的分界线。还有世界上最雄伟的喜马拉雅山脉雄踞高原的南缘，其平均海拔在 6000 米以上，山脉的东西长度达 2400 公里，南北宽度为 200~300 公里，是我国与南亚的印度、尼泊尔、不丹的分界线。

此外，高原上也有南北走向的横断山脉，由几条平行排列的山脉所组成，包括伯舒拉岭、他念他翁山和芒康山脉。

高原上的河流也很多。一些著名河流如印度河、恒河、湄公河、伊洛瓦底江、雅鲁藏布江及长江、黄河等，它们或发源于此，或流经本地区。

青藏高原上的湖泊星罗棋布，数以百计，这是由于历史上这一地区历次造山运动、地层断裂所造成的。其中较大的湖泊有青海湖，为全国最大的咸水湖，另有纳木错，意为天湖，还有羊卓雍错等；其他较小的湖不胜枚举。

青藏高原的气候总的来说是西北严寒干燥，东南温暖湿润。具有多雪、多风、寒冷、干燥的特点，素有"十里不同天""一天有四季"的谚语。

以上这些自然环境使得藏族在民族性、医药学方面形成了自己的特点。如高原氧气稀薄，血中的红细胞比平原地区的居民多；高原上的动物多种多样，使藏族更多利用动物性的产品入药，对各种动物内脏、脑等，均有入药的习惯。高原上的特产如雪莲花、冬虫夏草，均是重要藏药。另外，有的地方由于特殊的地形而具有亚热带地区的特点，如藏东南喜马拉雅山南麓的河谷地区，植物品种繁多，药材资源丰富。

四、藏族的文化和风俗习惯

每一个民族由于其所处的自然环境及其他有关条件的不同，必然在长期的生活和生产过程中，形成本民族所特有的风俗习惯。藏族所处的自然环境条件相当特殊，自然有一些本民族的风俗习惯。

关于婚丧习俗，藏族古代婚姻可能有过一妻多夫制，这是母系氏族社会的残存，母亲的地位比父亲重要，舅舅的权力大于父亲。甚至只知其母，不知其父。在一部描写婚姻仪式的《择偶七善业仪轨》中，充满对婚姻的赞颂，甚至提到天神六兄弟共有一子，来到人间的故事。后来，渐渐过渡到一夫一妻制，并且同姓之间不许婚配，表明社会的不断进步，也保证了藏族人民身体素质的强健。藏族人民的丧葬习俗，由于受自然条件的限制，土葬少见。除了古代一些上层人物有墓葬，保留遗迹，以及后来活佛的遗体长期保存在舍利塔中之外，还有实行天葬的习俗。由于这种习俗，藏医很早对于人体内部的脏腑结构及疾病病变的状态，就有较深入的了解。

再看藏族的饮食习俗。由于地处于高原，气候多寒，当地以畜牧业为主，缺少农作物的生产，因此，藏族的饮食多以动物肉类、乳酪等为主，饮用的多是只在高寒地区生长的青稞酿成的酒。《新唐书·吐蕃传》提及其所产之物时提到有牦牛、马、犬、羊、羱等。饮料则为动物乳，主要是牦牛乳及其酸奶酪、酥油、青稞酒类。对于水产动物如鱼、虾、蟹之类，则多忌食。在饮料中，茶也是藏族不可或缺的饮料。早在吐蕃时期，就已传入上层社会，后来又逐渐普及到民间，成为寻常百姓家的饮料。青藏高原少有蔬菜，而蔬菜对于人们生活又是十分重要的食物，因此，藏族从汉族地区引入的蔬菜品种很多，其名称也多采用汉语转音如白菜、萝卜、韭菜、菠菜等，也都成为藏语中的重要名词。

古代藏族人的衣服主要用牛羊毛织成，这种衣服，就地取材，适应高寒地区御寒的需要。早期的皮毛服，是由天然大小的牛羊皮简单缝合而成。以后，藏族人民学会了织毛裘的方法，做成氆氇，这种毛织物犹如布匹，可以依人体身材高矮而剪裁，充分彰显了藏族人的聪明智慧。一般皮毛衣都制成大襟长袖，便于御寒，日中天热，则一袖脱去或两袖全脱解热，这也是充分适应高原地区气候的需要。

古代吐蕃社会还流行一种马球的游戏，就是骑在马上击球以自娱，分成两边对垒，颇有对抗性。唐朝时，把它译为"波罗"，唐代宫廷曾风行马球的游戏。"波罗"球的起源尽管还有争论,有认为是波斯人的发明,也有认为是吐蕃人的发明,但无论如何唐代从吐蕃学到马球游戏也是不争的事实，这也是吐蕃文化反过来影响唐朝社会的例证。

第二章　藏医药学的萌芽时期
（远古～7世纪）

既然藏族有悠久的历史，其先民很早就在青藏高原居住下来，那么，藏医药的历史必然也和藏族人民的历史一样源远流长。这是因为，医学史界的研究已经取得了基本一致的意见，就是人类的历史有多长，医药的历史就有多长。地球上一出现人类，医药的经验就开始积累了，尽管最初的医药经验是极其粗放的、原始的，并且是一些极为简单而不自觉的经验。但是，这些原始的粗浅经验，正是原始的医药雏形。任何历史悠久的传统医学体系，莫不是从这里起步的，它是保证人们正常生活所不可或缺的。

一、本教医学

在藏医学的起源论中有一种说法，就是说藏医药是本教祖师辛饶米沃的创造，是他制定了本教的五大明，即工巧明、声明、医方明、外明和内明。这些知识总汇就编辑在他的三大"十万集"之中，每一种"明"都有自己的十万集。

本教祖师创立医药以及包括其他一切藏文化之说，并且有驾凌于其他圣人或神创始藏医药的学说之上，是基于本教是青藏高原最为原始的宗教这一观点而来的。

由于年代久远，文献较少，又缺少地下文物之佐证，有关本教的确切历史极其原始、真实的面貌常有不尽一致的记载；有不少相关记载常为后人追记或伪造，使本教的情况更加复杂、扑朔迷离，难以定论。无论如何，也已有一些比较一致的观点。下面只能介绍一些简单的材料，并重点对与医药有关的方面作些论述。

"本"，据字面讲，有"念诵"之意，也有"呼喊、呼读、歌吟"之意，还有"能认知的一切知识，尤其是能听到的有声世界"之意，有的还认为有"将芸芸众生从苦难中救起"的含义。须知，在原始社会里，青藏高原的自然条件十分严酷。恶劣的自然环境，包括狂风暴雪、地震洪水，再加上各种猛兽的侵袭，时刻威胁着古人的生命安全。在这些灾害中，疾病疫疠也是一大威胁。面对这些灾难，人们无能为力，也不得其解，在头脑中终于产生一种遐想，认为在冥冥之中，有一种超自然的力量在支配和安排这不可思议的一切。自然界的一切事物，都具有灵性，是神灵、精灵在主宰着人世间的一切。

在所有的自然现象中，人自己的生、老、病、死，也使人百思不得其解。从一个活生生的现实世界，到另一个冰冷黑暗的无情世界，这件大事在人们的头脑中被认为也是由超自然的神灵在主宰。但是，人毕竟是有思想的动物，不会甘心于无所作为地让这些现象无限地循环往复，于是，人们就想沟通这两个截然不同的世界，巫师就在这一背景下产生了，这也是神灵崇拜产生的背景。

据载，早期的吐蕃出现了四个大山神，分居东、西、南、北四个方向，即东方的雅拉香波山神、南方的孤拉噶日山神、西方的诺金岗桑山神和北方的念青唐拉山神，各个山神都有自己的特征和职责。

根据有关资料，本教有圣地，即俄茂垄仁，这是本教的神圣乐土，其形似莲花，中央是九个雍仲的山峦。"雍仲"（卍）是本教的标志，表示永生、永固、永存之意。辛饶米沃乃是本教的创始人。本教是十分注重仪式的一种宗教，不论结婚、丧葬、祛病延寿、避灾祝福等，都有一套独特的礼仪。其中与医药有关的事，包括治疗疾病、消灾延寿、接产等，莫不需要本教巫师的主持。

根据本教发展的源流及其历史，大致可以分成三个发展阶段。

笃尔本，这是本教发展的原始阶段。这一派的活动无外乎上祀天神、下镇鬼怪、中兴人宅之法术，缺乏成熟的理论和教义，或者仅有较粗浅的教义，如认为人死后可变为鬼神，而鬼神亡灭后又可转为人，从而承认有前世和后世。它还承认有地方神、家神、战神、舅神等，是十足的多神教。这表明此一教派还是本教发展的初期。

恰尔本，"恰尔"意为游走，指由域外流传而来的本教，此派并不承认有前世后世两个世界，认为人死后，鬼灵可把其灵魂带走，也主宰着活人的命运，从而此鬼灵可祸害死者的后代。这一教义和中国古代认为人体生病系因受祖先作祟所致甚为相像。恰尔本主张杀生祭祀、祈福禳解。

久尔本，意为翻译本。久尔本的产生，与吐蕃社会的嬗变相吻合，是吐蕃政权早期佛本斗争的产物。在激烈的佛本斗争中，本教徒为了在不利的环境下生存，不但把佛教经籍篡改为自己的经典，还在本教书籍中渗入佛教教义以作掩护，以便于摆脱被消灭的命运。这一派本教被称为久尔本，即由此而来。

本教是青藏高原最早的原始宗教，它早于佛教而出现在青这里，是土生土长的，但它也只是藏医药发展史上较早的一个阶段。毕竟，本教的出现要晚于青藏高原上藏族出现和存在的时间，从藏族最早生存在这一块土地上，到本教的形成，恐怕还经历一段长期的历史过程，这是毫无疑问的。

二、藏医的起源

世界上许多种传统医药体系，尤其是那些至今犹存，仍然在实践中被人们所应用的传统医学，大多具有悠久的历史。正由于年代久远，当时又缺少文献记录，因此，对于这些传统医学体系，就有了种种传说、神话，其中有些纯属猜测，有些则带有一些合理的成分。

在种种传说中，圣人创造医药可以说是最为盛行的一种。这种学说把医药的起源说成是少数圣人、神人的创造，是神的赐予。例如，在汉族中医学中，就存在着神农尝百草而有医药，伏羲制九针而有针灸术，黄帝与其臣子岐伯在明堂上问答医药知识而后始有医药等，中医学中至今犹存的医药典籍《神农本草经》《黄帝内经》《黄帝针灸甲乙经》《黄帝八十一难经》等，正是这种学说的反映。在古代的吠陀寿命医学的起源问题上，也有同样的观点，如说它是因陀罗把医药知识从天界传到人间，也有的说是医药是由巴拉达扎创始或传来人间的。总之，医药这样一门庞大的技术体系是由少数几个圣人、神人的赐予或创造的。

对于藏医药学的起源，存在着同样的现象。

有一种说法，认为藏医学是佛祖的赐予。《四部医典》开宗明义的第一章，说的就是佛祖曼吉拉在药王城给众信徒，包括内道和外道的信徒讲授医药知识。药王菩萨又叫蓝琉璃佛，全身透明发蓝光，他端坐在莲花宝座上讲经，这药王城的四周，都是治疗各种各样病症的珍宝，包括植物、动物及矿物药，这就是藏医药的起源。很显然，这是佛教传入西藏以后才出现的一种说法，在佛教通行之前，还有原始的本教，因而佛教创始藏医药的说法，显然是比较晚出的。由于佛教是创始于古印度的，因此，在佛教最终在西藏站稳脚跟，并且取得优势直至绝对统治地位之后，总有一些人愿意把藏医学说成是佛祖的赐予，来自古印度，但这个学说业已遭到批评。

关于藏医学来自印度的传说，除了佛祖的训诫之外，还有一些其他的。其中流传较广的是后人达摩曼然巴的记载，大意是说，在赞普拉脱脱日年赞时期，在西藏西部有一个名叫阿钦保的酋长，他与阿索娃女结婚后，育有一男一女，男的叫皮西歇，女的叫皮拉泽。他们两人幼时就开始学习医学，以后他们又去古印度学习医学。后来，拉脱脱日年赞把自己的女儿嫁配给皮西歇，他们生下一子，取名董吉托觉，他后来成为赞普的御医，并且著有《养生医诊五纲》，包括诊病切脉纲、生活饮食纲、内治药物纲、外治针灸纲和创伤外治纲。董吉托觉的后代世世代代成为历代赞普的御医，西藏的医学就是这样发展起来的。这种说法是比较肯定而含蓄地说西藏医学来源于古印度。

把藏医的起源说成是来自古印度是极为欠妥的，这是因为它忽略了自古以来就居住在这块土地上的藏族先民的智慧和创造。自从有了人类，就有医药活动，也即原始的医药经验，这就是医药的起源。世界各国各族人民在其原始阶段，都有自己独特的医药经验，至于它是继续向前发展和深化，或吸收其他民族和国家的医药经验以充实自己；或者随着这个民族的迁徙和变化而改变，甚至消亡，则各有各的具体情况，不能一概而论。但如果忽略某一个民族或国家的人民在其原始发展阶段所创造的医疗经验（这些经验必然是后来成为系统医学体系的基础），则这种见解是不符合客观实际，或者说是不符合历史唯物主义观点的。藏医源于印度的学说，正是这种情况。

对于藏医学的起源，有越来越多的人主张本教创造说。本教是青藏高原上土生土长的早期宗教，这种学说的一个重要方面就在于强调藏医药学是藏族人民自己的创造。就这一点说，它比藏医外来说更接近真理一些。但它也有不足的一面，那就是，不管本教的历史有多长，但作为一种宗教，它离藏族先民在青藏高原上的出现，还有相当长的一段历史过程，而这一过程也正是藏族先民原始医药经验积累的过程。

本教创医药说是为了说明藏医药是土生土长的藏族同胞的创造，但这不等于说，只有本教出现后，也即在 2000 年左右前，藏地才开始有医药。事实是，青藏高原与其他地区一样，曾经历旧石器、新石器时代，就以新石器时代而论，也是有几千年的历史了，这是有地下出土文物可以为证的。这个时代的藏族先民，已经有用火、石针、原始住房等原始的医疗保健。本教五大明的各种十万集医药著作、杰布赤西《毒药疗法》、"吐迴旺日"药丸等，恐怕都是在原始的医药保健知识积累的基础上，经历千百年的漫长过程之后，才有可能总结出来。所谓藏医历史已有 2300 年，恐怕也只是从杰布赤西的著作《毒药疗法》这里算起的。现在尚未能见到杰布赤西这一著作的具体内容。姑且不论其真实性如何，一种医药体系，不能从已经有了著作，就有了成体系的理论开始算起，这一点恐怕应该是肯定的。例如，汉族的中医药号称有四五千年的历史，也绝不是从长沙马王堆出土的那些医著，或者从 2000 多年前成书的《黄帝内经》才开始计算的。由此看来，藏医药的历史，同样应当从藏族先民积累那些朴素的医疗卫生保健知识起就开始计算。由此，我们可以肯定地说，藏医药学同样具有数千年的历史，这是毋庸置疑的。

下面我们来论述一下藏族先民早期积累的医疗保健知识及原始的卫生习俗。由同位素测定为4000～5000年前的新石器时代遗址——西藏自治区昌都西南约12公里的卡若遗址，其面积达1万平方米。经考证，此为一原始部落所在地，已有房屋遗址3l座，有窖穴1个，灰坑数个，石墙两条，且有用卵石堆积的石台，石板铺砌的道路，还有动物骨骼及农作物，可见此时藏族先民的生活业已相当进步，过着定居的生活。就房屋而言，已经十分进步，卡若遗址有一处平面近圆形、环底状的地穴建筑。根据考古工作者的论证，推论这种地穴建筑在当时是用树枝交叉架立，用藤茎编成的绳子捆扎。其横向用小树枝固定，填以树枝茅草，上面则涂上泥。在屋里还有用卵石砌成的锅底炉灶，状如现在藏族人所用的火塘。这种早期的简陋房屋再进一步就出现火塘，穴壁的四周已经用木板层层叠压，转角处则交叉十字嵌接。卡若文化晚期的房屋，是用石块砌成的，已能建出双层房屋了。此时的藏族先民已知道制陶，陶器有红、黄、灰、黑等颜色，多经打磨，并有刻有纹饰，其图案则有三角形、圆圈、方格等。

又比如，青海省海南州贵南县的拉乙亥文化已表明，7000 年前左右先民已经用火来加工食物，遗址还出土有骨针，这种针有针眼，说明已经用它来缝制衣物。但也不能排除已经有用针来刺破脓包，放脓放血，直至扎刺一定部位以止痛治病的情况。

原始的卫生保健就起于满足人体衣、食、住、行等日常生活的需要。火的应用，在卫生保健方面有重大的意义：一方面使人得到熟食，增加了食物的美味，高温使蛋白质等营养物质易于消化吸收，增强了身体的抵抗力，也改善了人的体质；另一方面高温可以杀灭食物中所附带的有害病菌，使人减少了得病的机会。在住的方面，有了定居的窖穴、房屋，大大改善了人的卫生条件，防止了蛇兽的伤害，十分有利于改善身体的健康。它还使人有躲避风雨的去处，可免受风寒、烈日的伤害。至于衣着的改善，既有保暖、防晒、免受外伤的作用，也有助于防止风寒暑湿的侵害。

总之，藏族先民在衣、食、住、行方面的保健措施，表明原始藏族先民的朴素卫生保健措施业已积累了相当丰富的经验，这也促进了医药卫生的萌芽和发展。

在汉族中医的早期发展史上，砭石在旧石器时代，石针在新石器时代常被认为是针灸术的起源。《说文解字》中说：

"砭，以石刺病也。"很可能与中医一样，藏族先民早已有石针的应用，而且一直到今天还在应用。

至于灸疗法的应用，则更不是汉族中医的专用技术。由于灸疗法是从火的应用演化而来的。有理由相信，在严寒高原居住的藏族先民，比一般在平原居住的人更需要火的温暖。藏族医疗活动中的灸疗法，具有相对独立的起源，这是肯定无疑的。这从敦煌石窟中发现的用古藏文书写的灸法残卷就可以看出来。残卷中应用灸法治疗种种病症，而其治病的内容、灸灼的穴位和寻找穴位的方法等，与汉族中医有相当大的不同。如果把藏医灸法残卷的时代与汉族中医同一时期的灸法内容对照比较，很难说藏医的灸法来自中医，学者已经指出灸法起源的多元性，这是有一定科学依据的。

藏族先民善于用药治疗，文献早有记载。从古代吐蕃第一代赞普开始，藏族先民早已了解了一些用药知识。藏族史籍记载，聂赤赞普在位时期，他说他心中存有六个疑问：偷盗、仇恨、敌人、牡牦牛、毒和咒诅。当时，他的臣子吉拉嘎玛月德回答说，可以用赔偿对付偷盗，以仁慈对付仇恨，用亲友来对付敌人，用武器对付牡牦牛，用药来对付毒，用禳解仪轨来对付咒诅。从这段论述不难看出，那时候的人们不仅已经知道了有"毒"的存在，同时也掌握了一些可以用来解毒的药物。

由以上的材料可以证明，藏族先民在青藏高原上业已开始了原始医药保健知识的积累，形成了藏医药学的萌芽阶段。这是以后发展起来的藏医药学的基础，没有这种基础，不管邻近的民族或国家的医药体系有多么先进，有多么悠久，也不可能发展出具有藏族特点的藏医药体系。藏医药学萌芽时期的医药保健知识，是千百年的历史过程中，由无数的先民经过无数次的失败、成功、再失败，最后取得成熟的经验而点点滴滴地积累起来的。也就是说，早期的医药知识，是千百万群众从无知到有知，从知之甚少到知之较多而共同建立起来的知识积累。不论任何医药体系，绝不可能是某一个人在一朝一夕就凭空制造出来的。因此，圣人创造医药的观点是根本站不住脚的，这不但在汉族中医学、吠陀寿命医学是如此，在藏医学方面，也同样是这种情况，毫无例外。

医药的历史告诉我们，医药知识是人们与疾病进行斗争的经验总结，没有任何人能在一生中积累那么多现在看起来是需要千百万人在漫长的时间里积累起来的知识体系。这是人类进入文明史以来已经被证实的真理，任何科学上的发明、发现和创造，如果没有前人创造的基础，是根本不可能实现的。

总之，藏医药学在萌芽时期是经验的积累时期。这一阶段还没有形成成体系的理论，只有零星的实践经验，这是藏医药学形成的基础，即便在这一时期真的已经有文字发明，有医药著作，那也只能是比较原始、简单的点滴知识，而不可能出现系统的理论知识。这一点对任何知识体系都是普遍的规律，对于藏医药，当然也不会例外。

第三章 体系形成的奠基时期

（7世纪～9世纪）

多数藏族史书把吐蕃政权以前的历史称为古代吐蕃，这段时期在中国历史上又称鹘提悉补野时期。一般把松赞干布建立吐蕃政权作为吐蕃政权时期的起点，即公元 7 世纪 30 年代，至 9 世纪 40 年代末朗达玛被弑身亡为止，约 210 年。

一、历史背景

松赞干布的父亲朗日松赞在公元 6 世纪 20 年代至 80 年代在雅隆悉补野古国掌握政权。当时，他曾征服其周围的大部分邦国，并把各邦国的奴隶分封给他的功臣。据传说，朗日松赞极力开拓疆域，占有卫（前藏）、后藏、阿里、工部、甲得、拉里、波密等地，又据说是他在位时开始用盐佐餐以增加美味。朗日松赞为吐蕃政权的建立准备了条件，而建立这一强盛政权的是朗日松赞之子松赞干布（617~650 年）。

松赞干布 13 岁时继承王位。青年时代的松赞干布就喜欢到山野间猎杀野马、野牛，性情勇武。随后，吐蕃的政治中心顺着拉萨河上游向中下游地区发展，松赞干布正式将都城迁到逻些（今拉萨），并决定在拉萨红山修建宏伟大殿，成为后来布达拉宫的基础。松赞干布迁都之后，对内励精图治，进行改革，对外则扩张领土，并建立起严格的军事制度。松赞干布先后平定、兼并东女、附国诸羌、尼婆罗、羊同、苏毗、多弥诸部族，之后他又进攻位于青海河曲一带的党项羌。这样，松赞干布时期拥有了包括现在西藏、四川西部、青海西南部，其疆界北以巴颜喀拉山为界，其东以茂州、岷江西岸之西山八国与唐王朝接壤。唐王朝与吐蕃在松赞干布时期曾经兵戎相见，吐蕃派使者献金币、金甲，几次求通婚，最后终于在遣使禄东赞入唐求婚后，实现文成公主入藏联姻。

松赞干布是颇为英明之君王，他积极改革政治，适应历史发展的要求，先后积极地吸收尼婆罗（今尼泊尔）、古印度及中原的文化，特别是唐朝及古印度的先进文化。农业方面有了较大发展，生产有小麦、青稞、荞麦、芸豆等，而牧业则已饲养有牦牛、马、犬、羊、豕等。这一时期的吐蕃社会商业也有很大的发展，比如丝织品和各种器皿从唐朝、波斯输入；在冶炼业方面，宋代的《册府元龟》曾称吐蕃"惟以淬砺为业""铠甲精良"，足见其冶铁技术已广泛应用。

　　此后王位三传到赤德祖赞。赤德祖赞与唐朝的金城公主远结千里姻缘，并与唐朝竞逐西域。赤松德赞也是吐蕃政权历史上有名的贤君之一，在位期间，曾分别与唐朝、回纥、大食、南诏征战，国势之盛，疆域广大。此后的年代，历经穆乃赞普、穆第赞普到赤祖德赞的半个多世纪里，吐蕃与唐王朝和战更迭，但最终还是以舅甥相称，订立会盟而言归于好。这也就是有名的"拉萨甥舅会盟"，也就是"长庆会盟"，至今，其盟文之碑仍屹立于拉萨大昭寺门前，成为汉藏友好的历史见证。

　　从赤松德赞即位开始，历经穆乃赞普、穆第赞普、赤祖德赞，一直到朗达玛842年被杀吐蕃政权灭亡，这将近一个世纪的过程中，佛本斗争贯穿其中。

　　佛教在松赞干布当政时期就已传入，但仍未盛行。至赤松德赞掌控政权的时期，他大力倡佛，排除本教，从而摆脱贵族的压制。为了引导人民信奉佛法，摒弃本教，赤松德赞采取以佛教为内容并杂以本教的某些内容的形式传播佛法。这种方式比以往硬性压制人民放弃本教的做法，要更加容易为人民所接受，也符合统治阶级本身的利益。从此以后，佛教盛行，本教受到了严重的打击和挫折。

　　赤松德赞弘扬佛教的另一举措就是大兴佛寺，其中最著名的一座寺院就是山南修建的桑耶寺。赤松德赞曾亲自执锄为建寺奠基，可见其对此寺之重视。此寺分别具备藏、汉、印三种风格。寺建成后，三地的僧人在这里辩论，也就是说，吐蕃、印度、唐朝三地的佛教不同派别的文化此时在蕃地汇合。赤松德赞立佛教为国教，并建立僧伽制度。僧与佛、法一起，称佛家的三宝，因此他特别重视僧伽的建立，从贵族中选拔优秀子弟7人出家，称为"七预试士"，其中有玛·仁钦却、白若扎那，都是十分著名的藏传佛教学者。

在弘扬佛法的活动中，赤松德赞采取了许多积极的措施，除上述以外，还有一项内容是相当重要的，这就是翻译佛经。为了完成这一工作，曾派出百余人到印度去学习梵文，以造就翻译人才。另一方面，也从印度、迦湿弥罗、汉地等处请进一批译师。通过这种送出去、请进来的方式，培养了一批本土的翻译人才。从赤松德赞开始译经，一直到赤祖德赞的几十年中，译出大量佛经，包括五明学的各种佛经，其中就有医方明的内容。这些翻译的佛典主要来自印度，其次是汉地，也有来自于阗的。为了翻译事业的需要，对松赞干布时期的藏文字进行改革，极大地便利了佛经的翻译事业。为了统一译法，赤祖德赞时期还对翻译作出一些必要的规定。如关于音译与意译的问题，要求尽量少用音译，便于深入和全面了解佛经的原意，自此以后，佛经的翻译主流都是意译，只保留一些确实难于用意译表达的术语音译，大大便利了佛学的传布。

经过这次文字的规范化和译经名词术语的厘定之后，对所译出的佛经进行了编目工作，其中包括《钦浦目录》《旁塘目录》和《丹噶目录》，目录中的佛经成为以后翻译佛经的规范，推动了西藏文化事业的发展。这也是日后形成巨型经典译集包括《甘珠尔》《丹珠尔》在内的《大藏经》的基础。

在赤祖德赞时期，还开办了一些教育机构，如讲学学院开展讲、辩、著的事业；修行学院开展闻、思、修的修行活动；律仪学院开展慧、净、贤的律仪事业，这些较赤松德赞时期的教育事业更为进步而有组织。

事实上，从赤松德赞弘扬佛法开始，佛本斗争就没有停止过。前面已经提到本教为了自己的生存，曾进行各种各样的斗争。先是赤松德赞从印度请来大学者锡瓦措来传佛法，当时的大臣中颇多都是本教的虔诚信徒，他们抵制佛法，最终迫使锡瓦措返回印度。临行时，锡瓦措向赤松德赞建议，只有把白玛穷乃，也就是莲花生大师请来弘法，佛教才能兴盛。据说，莲花生大师进藏后，终使本教的拥护者退却，从而打开了佛教进入吐蕃的通路。

就佛教本身而言，早期的传播也是充满矛盾和斗争的，当桑耶寺建立时，业已标志着藏、汉、印三地的佛教的并存。佛教暂时战胜本教之后，佛门本身却因为不同地区的不同派别和主张，也出现了一些内部斗争。

就汉地的佛教而论，由于主张之不同，汉地的佛教禅宗中分成南北两派。南派以慧能为代表，主张"顿悟"，而北派以神秀为代表，主张"渐悟"。赤松德赞在位时，邀请顿派的僧人良霸、文素二人入藏传法，汉地佛教对藏地开始了较大的影响。当赤松德赞以武力占据唐王朝的河陇地区以后，曾邀请顿派僧人摩诃衍那（又译大乘和尚）入藏，他宣扬顿门的主张，认为"不须修法以扫除文字障碍，但凭静坐睡卧，徐徐入定，方寸不乱，便可直指人心，体验佛性"的顿悟派主张与统治阶级在当时的要求和意图显然不相符。于是，赤松德赞又使印度来的噶玛拉锡拉在桑耶寺与摩诃衍那公开辩论，由赤松德赞主持裁定。结果赤松德赞判定摩诃衍那辩论失败，必须离开藏地，他这一派的典籍都要埋藏。赤松德赞下令不得再修顿门法，从此，印度佛教教派在藏地流传。

赤祖德赞时期的佛教更为盛行。他本人笃信佛教，建立了僧人供给制度，规定由7户人家供给一个不从事生产的僧人的生活，并要为僧人服役，还规定了僧人的等级制度，提高僧人的社会地位。佛教昌盛，但吐蕃的社会情况却在走向反面，逐渐衰落。

在佛教昌盛的时期，本教并未退出历史舞台。由于极力提倡并大兴佛教，人民负担日益加重，也因此激起了臣下的不满，最终遇弑而亡。赤祖德赞的兄弟朗达玛是佛教的反对者，在赤祖德赞被弑后，朗达玛继承了王位。

朗达玛执政期间，采取了极端灭佛的政策，命令毁灭佛寺，封闭包括桑耶寺、大昭寺等佛寺；逼迫僧侣还俗或弃佛归本，许多高僧或被杀或被迫害，被迫逃往边远地区；还焚烧佛经，佛教遭到严重打击，吐蕃此时的佛教处于衰落状态。但朗达玛树敌过多，自己的地位也很不巩固，在位不到4年，便被人刺杀。

朗达玛死后，吐蕃政权瓦解，自此陷入混乱的分裂时期。

二、文成公主、金城公主与藏医药

吐蕃政权时期，吐蕃通过与唐王朝的联姻，不仅从政治上把两个古国紧密地联系成"甥舅"关系，更把先进的汉族文化、科学技术包括中医药介绍到藏地，产生了较大的影响。

其实，史料早已表明，松赞干布之父朗日松赞时期，汉族中医就已经传入藏地。藏籍史料也载有"从汉地传来了医药和历算"。法国有一位研究东方医学史，尤其是中国医学史的学者胡亚和黄光明都提到过，西晋著名的医学家王叔和所著的《脉经》曾传入西藏，并辗转传到印度，直至阿拉伯国家。15世纪学者班觉桑布在《汉藏史集》中提到"吐蕃医学历史"时，指出在汉地传授的是"火医和诊脉"，虽然对于该书的译法尚有争论，但一般现代学者都同意吐蕃早期从汉地传来医药无疑。如《中国少数民族科学技术史丛书·通史卷》写道："据《汉藏史集》载称：朗日松赞时期，由汉地传入历算六十甲子，医疗、讲论饮食利益和危害的保养方法，由印度传入十二缘起和六日轮转等。"据20世纪60年代的西南师范学院科研人员实地调查的结果，在藏族民间发现有《脉学师承记》的手稿，这是藏族医家整理中医脉学的记录。

所有这些都说明，早在松赞干布统一青藏高原以前，包括汉地中医药的知识在内的医学体系，就已经与吐蕃地方有所接触。藏医药体系在奠基之前，业已受到其周边的民族和国家医学的影响，这一点是毫无疑义的。

经过一段时间的交往，其中也包括战争，吐蕃和唐朝有过密切的接触，最终促成唐朝的文成公主与松赞干布的联姻，从而翻开了藏族医药史上新的一页。她的进藏，大大加强了两个民族的政治和文化联系。在藏族民间流传着许多优美的民歌，歌唱对文成公主进藏的欣喜和欢迎之情：

正月十五那一天，

文成公主答应来西藏；

不要怕过宽阔的草原，

有百匹好走马迎接你；

不要怕翻高峻的雪山，

有百头乘牦牛来接你；

不要怕涉奔涌的急流，

有百条马头船来接你。

来到了拉萨的"乌洁滩"，

有百辆木轮车来接你；

来到拉萨的"洞青苏"，

有百名俊少年来接你；

来到拉萨的"卡阿顿"，

有百名美姑娘来接你。

来到了拉萨的"红山宫"，

有百名亲信大臣来接你。

四个国家派出求婚使者，

公主的命运连着青藏高原。

　　藏族人民对文成公主怀有深厚的感情，后代人们用种种方式纪念这位民族友好使者。至今，她和松赞干布的塑像和壁画仍然保存在布达拉宫等地方。藏族人民之所以如此怀念文成公主，不是没有理由的。《旧唐书·吐蕃传》说："公主恶其人赭面，弄赞令国中权且罢之，自亦释毡裘，袭纨绮，渐慕华风。仍遣酋豪子弟，请入国学以习《诗》《书》，又请中国识文之人典其表疏。"她把汉族较先进的文化传入藏地。据说当时公主带入藏地的东西很多，包括蔬菜、茶叶、水磨等，现在藏语中有些东西就是汉语的谐音。作为文化使者，文成公主在医学交流方面起着相当重要的作用。在这方面，藏文文献的纪录比汉文的要多。如历史学家索南坚赞在《吐蕃王统世系明鉴》中就写道，文成公主带去"治四百零四种病的医方百种，诊断法五种，医疗器械六种，医学论著四种"。在出土的"伏藏"（即埋藏起来的古代文献）以及藏族史书《尼玛宝训》中也写道，文成公主带去"治疗四百零四种病之药物，八观察法及十五诊法，总计六十部。又有四部配药法等"。其他史书还有一些记载，这里不再赘述。尽管各书记载的具体内容有些出入，无论如何文成公主带去一大批汉族中医药书籍，却是可以肯定的。

　　文成公主带来的这些医书籍，在当时就由人编译成一部藏文医著，取名《医学大全》。参加编译的人是汉僧哈祥马哈德哇和藏族译师达玛郭夏。一般认为，这是藏医比较系统的一部最早的医著，只是它早佚而无从得知其内容，很是可惜。

在藏医发展史上，松赞干布采取的另一项重大措施，就是引进先进的医药知识。这一次他从天竺、汉地和大食这三个地区吸收其医学精华，称为"三大医科"。具体办法是从这三个地区聘请名医入藏传授各自的医药知识。对此，据藏史名著《贤者喜宴》的记载，关于西藏地区医学的开始出现，早期只有片段的关于食物的知识。后来，随着文成公主带来的《医学大全》，它由马哈德哇和达玛郭夏进行翻译。随后，又由印度邀请巴拉达札，由汉地邀请亨翁杭德，由大食邀请嘎列诺。他们各自拿出本国学派的许多著作，然后联合编纂一部七卷的医书《无畏的武器》。

可惜《无畏的武器》一书已佚，无法分析其内容，但可以合理地推论，书中必然包含这三个古代医学体系的内容。此书在当时影响极大，松赞干布明令全国医生学习，并把医生尊为"措其曼巴"，意为"济世太医"或"救命太医"，医生的社会地位较高，受到人民的尊重，至今仍然如此。

8世纪初，吐蕃政权与唐王朝重演联姻之举，唐中宗以宗室女金城公主嫁给赤祖德赞联婚。公主于710年入藏，据

《新唐书·吐蕃传》记载，金城公主入藏时，"赐锦缯别数万匹，杂伎诸工悉从，给龟兹乐"。

金城公主作为唐代的另一位文化使者，把汉族文化带入藏地，在当时是又一大政治事件，唐朝的统治者对此十分重视。金城公主也极力为唐蕃的和好出力。《新唐书·吐蕃传》中曾记载金城公主上书唐皇帝求和修好，积极调解唐蕃之间的边界争端，说明吐蕃赞普君臣欲与唐朝签署和约等。

而从医学史的角度来看，金城公主在吐蕃早期医学的发展史上，是做出过相当大贡献的。上面已谈到她进藏时，有"杂伎诸工悉从"，这是指当时带去了各方面的技术人员，其中除各种工匠外，医生也是包括在内的。

再说"杂伎"，即指各种各样的技术人员。古代又把各种技术人员及技术门类称为"方伎"，但主要是指医、卜、星、相，《汉书·艺文志》说它涉及的内容"皆生生之具"，其中列方伎著作 36 家，分成医经、医方、房中、神仙四大类。由此可见，金城公主入藏之时，所带去的不论是杂伎或是诸工，医学的内容在其中应当占有较大的分量。无疑，她在吐蕃医学早期发展史上是起着重要作用的。

如上所述，松赞干布时期，已经从天竺、汉地、大食分别聘请名医进藏，传授各自的医学体系，从而编著了《无畏的武器》一书。此书包含三种不同医学体系的内容，这是肯定的。至于每一种医学体系在其中占有多大比重，由于原书已佚，无从稽考。但是，可以推测，这三种体系的比例，不会相差太多，因为每一位医生都希望可能多地把自己的医学知识传授出来，做出最大的贡献，这也是可以理解的。

金城公主在随后而来的活动中，再次把汉地中医的知识大量输入，必然会加重在三种医学体系中的比例，增加汉族中医学对藏医学形成阶段的影响。据桑吉嘉措所著《藏医史》的记载，在金城公主的随员中，有两个人影响较大。一个是哈祥马哈金达，另一个是给楚卡更。前者是位僧人，哈祥即汉语"和尚"的谐音。后者是一位技术人员，意为汉族工伎。僧人在当时并非纯宗教信仰者，而是一种"学问僧"，具有较庞大的知识体系，其中就包含有医学知识在内。唐朝之前的南北朝及两晋时代，有很多僧人从事医药活动，并著有医学著作，如僧深、支法存、释道宣等。而给楚卡更既是工伎，很有可能在医学方面有一定修养也未可知。金城公主的这两个随员入藏以后，就从事著书立说的活动。他们把金城公主带去的医著编译成一些医著，为吐蕃政权的早期医学形成做出了贡献。

三、不朽的藏医经典《四部医典》

凡是一个传统医学体系的建立，其奠基时期，只要是具有比较完整的理论体系，必然有一部奠基的经典作品。例如，汉族中医学有《黄帝内经》、阿拉伯医学有《阿维森纳医典》、希腊有《希波克拉底全集》、阿输吠陀医学则有《妙闻本集》《阇罗迦集》等。传统藏医药体系的经典著作就是《四部医典》。自从它在 8 世纪末由宇陀宁玛·云丹贡布著成之后，经过几百年的沧桑变化，在 11 世纪由其第十三代孙宇陀萨玛·云丹贡布加以增订诠注定型，从而成为藏医药体系中的经典著作，一直流传至今。后世医家学习医学，莫不以此为必读的基础课本，至今仍是藏医药学学生的必修经典。它是藏医药学的奠基之作，也是传统藏医药学的代表作，具有无上的权威，至今仍在国内外流传不衰。

1.《四部医典》的内容

顾名思义，《四部医典》就是四部医书的名称。确实如此，这部经典著作是由四个独立的部分所组成的。全书的内容概括了藏医药学的理论结构，如生理、病理、解剖、胚胎等，以及病因学;临床各科各种病证的描述，包括症状、体征、诊断和治疗；诊断学主要包括脉诊和尿诊；药物学，包括理论及各种药物介绍；治疗学，包括各种外科器械，内治如内服药，其他疗法如火灸、药浴等；方剂学包括各种剂型如丸、散、膏、油等。书中还有关于医学起源、医学伦理道德、疾病预后，还包括医书的传承等。总之，这部经典著作包括了医药学的各个方面，有理论有实践，实开藏医药系统著作之先河，为后世医学理论的滥觞。现对其全书结构及各章的具体内容加以简单的介绍，便于读者了解为什么它在藏医药发展史上有如此崇高的地位。

（1）《根本医典》（《根本续》）

这是《四部医典》中的第一部。之所以称为根本医典，也许是因为它所涉及的内容都是医学上的一些最基本的大事，故也有译为"总则本"的。

本典共有五章，其开宗明义的第一章（这一章名为序言或概论），事实上是在讲藏医药学的起源这样一个重大的课题。内容是说，在西方极乐净土的善见城（又译为兜率天）的正中央，有一座无量宫，宫中的琉璃宝座上，端坐着世尊医药上师琉璃光佛。他的周围簇拥着众天神、众仙人，还有佛教信徒以及非佛教徒，即外道徒。一边的天神包括什么天王帝释、甘露天女；仙人则有如火人、恒知子、持轮辐等，也都坐在一边。其佛教徒则包括文殊大圣、观自在菩萨、金刚手菩萨等，则坐在另一边；而非佛教的外道徒则坐另一边。这些众人都是来聆听药王琉璃光佛讲解和传授医道的。在这个庄严的时刻，讲解医学的地点是药王城，此城之四周是四座大山，都布满用于疗病的圣药。如南面博吉山上长满辛辣酸咸药如胡椒、石榴、荜茇，用于治疗寒性病；北面名岗坚的山上则是苦涩味药如冰片、檀香等，用于治热性病；东面的香积山上，芳香药如诃子，种类甚多，性味亦各不同，分别用于治疗骨、肉、筋、脉、脏、腑之疾病；城的西面的马拉雅山上则有各种珍宝药、五灵脂、鸟类、兽类，一切妙药一应俱全。藏医药学就是在这样一片浓郁的医药氛围中，由琉璃光佛所直接传授的，这也就是藏医药学的起源了。

第二章为缘起，也即说明琉璃光佛所讲解的内容，用极为概括的语言加以总括。讲解的形式是由佛祖心中化生出明智仙人，和另一位化身心生仙人互相问答，讲解医学所包括的内容。佛祖化身指出，所要学习的内容包括 8 支、11 个点和 15 个会。8 支包括生理、小儿科、妇人科、邪魔病、外伤科、毒物科、返老还童科及强精滋补科。而 11 个点系指根本精华点、身体形成点、虚实病点、行业生活点，营养饮食点、药物方剂点、器械疗病点、无病正常人体点、辨认疾病点、颐养法则点、行医道德点，这些都是医生所必须掌握的。所要学习的 15 个会包括：讲解隆、赤巴、培根病为第一会，其下依次讲解痨病等病证，各种热症，上半身病证，脏腑病，生殖器疾病，各种杂类疾病，各种外科皮科疾病，小儿疾病，妇科疾病，鬼怪妖魔疾病，外伤性病证，毒物所致病证，长寿科、强精补益法等。这实际上是在讲解临床方面各科的知识。

第三章是讲解人体的正常生理状态和罹病后的病态身体。值得注意的是，藏医在讲解这个问题时，采用了用一棵树的形象来加以表达，即这棵树的根表示人体，其上有两枝树干，一干代表人体正常的生理状态，另一干代表患病后身体的病理状态。树干上又分出枝杈，生理干上又有枝杈，代表人体 3 种正常的因素，即隆、赤巴、培根，而每一枝杈上各有 5 片叶子，表明每一种因素都分成 5 种不同类型，故而共有 15 片叶子。这一干上还有一枝代表 7 种生理物质，包括食物精微、血、肉、脂肪、骨、髓和精液，以及 3 种排泄物，即尿、汗、粪便，每一种用一片树叶表示，构成了 25 片树叶。病理树干上也同样以树枝、树叶来分别代表隆、赤巴、培根在患病时出现的种种病态。随之，又用其他两棵大树表示对疾病诊断的种种方法，还有日常生活起居、饮食营养的种类。最后，还包括对各种疾病的种种治疗方法，包括内治、外治、饮食疗法等。就这样，藏医用三棵大树来把藏医学中的方方面面予以形象化地表达，这种方法，在世界各传统医学体系中是未曾见到过的，具有相当特殊的民族特色。这3棵树共包括9条树干、47条树枝、224片树叶，另外还有两朵花、两个果实分别代表幸福、长寿、健康和财富。

第四章是讨论辨症方法，也即诊断的方法，主要讨论隆、赤巴、培根患病时的病情询问，各自的不同脉象、舌象及不同的尿液所见。在这里，只是简单地、提纲挈领式地加以介绍。

第五章是关于治疗疾病的大法，也仅仅简要地叙述治疗隆、赤巴、培根这些病症时应用药物的性味，药物举例，起居及饮食方面需要注意的事项。

最后一章是对前面五章所提到的种种事项，简略地加以小结，以那种用树根、树干、树枝、树叶，以至于树上的花朵及所结的果实，包括在财富、修行及精神境界获得的硕果来说明。

这样，根本医典就等于是藏医学的一个全面的概貌，每一个门类都简略地提到其主要方面，可以说是现代著作中的概论。

（2）《论说医典》（《论说续》）

这是《四部医典》的第二部，是前面根本医典所提及的各种内容的展开部分，对各个方面作出较为详尽的描述和介绍。全典共有 31 章。

第一章是本典的序言，指出琉璃光佛第二次以明智仙人和心生仙人的化身，以问答的形式准备在这里介绍身体与疾病、药物、各种治疗方法，以及对一个医生的道德要求。

第二章介绍人体形成的过程，首先提到人体是由父精与母血结合后发育而成，指出如果父母之精血健康，则会发育出健壮的后代；反之，不论何方有病，则结合后的胚胎发育将会出现病态。它还指出应在每月的何时结合才会受孕，受孕的机会大等。接着，比较详细地介绍了精血结合后，如何在母体内逐渐发育壮大，经过 38 周的发育，最后成熟而娩出母体。值得注意的是它是以一周为单位，逐周进行叙述的，这可以说是藏医学一项了不起的成就。这一章事实上是藏医学中的胚胎学。

第三章是身体的喻义，也就是用日常生活中的事物作为比喻，用以介绍体内各个器官、身体各个部位的作用，十分生动易懂。例如，把心脏比喻成一国之君主，正襟危坐在人体之正中宝座上；把肺比喻成大臣及太子；胃像一口大锅；左右耳壳像屋顶上装饰着的大鹏鸟的鸟头；五官孔窍犹如房屋的窗户等。总之，人体像一座大房子，各部位、各器官都有自己的功用，各司一职，这表明藏医对人体构造及功能的深入理解，并且是十分形象化的。

第四章讲的是正常人体上的部分解剖构造，如说全身各部位的大小、容量、骨骼的数目，共有360块，牙齿共32颗，汗毛孔1100万，人体上的脉络分初成脉、依存脉、连结脉及寿脉，还有水脉。全身的要害部位就在肌肉、脂肪、骨骼、韧带、筋腱、脏腑和脉道等处，还提到人体内部及外部的孔道，是一篇解剖方面的篇章。

第五章提到身体内生理功能的变化，如食物精微如何在胃火作用下吸收，并依次变成血液、肌肉、脂肪、骨、髓、精液，还生成三种污秽，即汗、尿、粪。还有三种因素隆、赤巴、培根，并说明这三者在体内的功能。

第六章主要介绍人体不同类型。藏医主要是以三大因素隆、赤巴、培根来区分的，计分成7种类型:隆、赤巴、培根、隆－赤巴混合、培根－隆混合、培根－赤巴混合、隆－赤巴－培根三合型。每一型都有自己的特点,如隆型人背微驼、瘦长、面灰青色、多话、怕冷、寿短、睡眠差、喜唱歌和与人争吵，性格如老鹰、老鸦和狐狸等。

第七章系介绍死亡的预兆。这是藏医学中比较特殊的内容，介绍当医生出诊途中或病家差人前往邀请医生途中所遇各种吉凶的事物，以判断病人预后之吉凶；或病人梦中所见种种稀奇古怪的现象，均为判断疾病预后之依据。

第八章讲解发生隆、赤巴、培根诸病系因愚昧而造成贪、嗔、痴所致，还有产生此三病的其他原因。

第九章分述引致疾病的外缘，也即引致疾病的种种生活中的原因，包括衣食住行方面的各种不良习惯和行为。

第十章为染病之途径。

第十一章了解的是疾病之特征。

第十二章系疾病的种类。藏医对疾病有特殊的分类方法。如按病因分有今生、前世之不同；按年龄性别分；按三大因素分；还有依佛教中的"四大"所生四百零四种病而分类的种种不同病症。

第十三章介绍人们如何在日常行为中，包括衣食住行等方面的保健知识。其后两章是对这一主题的详细注意事项。随后的第十六章介绍食物的不同种类，包括谷类、肉类、油脂类、蔬菜类，还对不同的饮料进行分析，其包括藏族人民最常用的饮料乳类，如牛、羊乳的不同制品，介绍不同饮用酒类、水类的保健知识。

第十七章是食物的禁忌，与汉族中医的食物相克一样，其中有些内容颇为令人费解，如认为鱼肉与鸡蛋不能相适应之类。随后一章进一步介绍饮食中的注意事项，以求得更为健壮的体魄。

第十九章为药物的不同性味，计有甘、酸、咸、苦、辛、涩六味之不同，对各味的代表性药物也作了简介。

第二十章是药物的功效。藏医药物有柔、重、热、润、稳、寒、钝、干、凉、软、稀、温、轻、锐、糙、动、燥等17种不同的药效。随后介绍药物的种类，包括珍宝药、石药、土药、木药、精华药、湿生草药、旱生草药、动物类药，每类均举出代表药物及其功效。随后的二十一章简列17种不同药物，这是按其治疗的不同病种来区分的。

第二十二章介绍了藏医古代应用的不同医疗器械，包括供治疗及诊断之用的器械。

第二十三章是预防疾病的方法，简介从起居方面及用药防病的知识。

第二十四章、二十五章、二十六章都是诊断疾病的方法。分别简略地介绍如何询问病史、观察患者，并提出判断患者预后的方法。

第二十七章、二十八章分别介绍治病的大原则及一些较细微的注意事项。随后一章特别提出如何滋补虚弱的身体和禁食使人消瘦及其注意事项。第三十章则特别提出对复杂的隆病、赤巴病和培根病一些特殊的治疗方法。

第三十一章是本医典的最后一章，讲述作为一名医生所应具备的各种条件，特别是医生的思想品德。其中有不少内容是对一个医生以佛教徒的标准来进行要求的信条，与佛教徒的戒律相类似。这是藏药学的医德标准规范，其内容可以与世界上其他传统医学体系的同类规范相媲美。

（3）《秘密医典》（《秘密续》）

这是《四部医典》中最长的一部，全典共92章，主要是临床各科病证的介绍，涉及病因、症状、诊断和治疗，是一部临床手册,由于藏医药独特的识病系统,名词术语比较难懂，藏医古代病名、病状、病因及病理独特，有不少内容甚难用现代语言表达，可见其难度。

第一章是本典的序言，笼统而简略地介绍本医典的大致情况。

从第二章开始,具体介绍人体的各种疾病,依次介绍隆病、赤巴病和培根病，每病占一章，重点介绍其治法，包括饮食疗法、内服药方、火灸治疗。当然，对各病的起因、症状表现及诊断方法，也都进行了简要的论述。

第五章介绍的是培根木布综合症，难以用现代类似的病名加以概括，主要是症状复杂的一组疾病，可发生于全身不同部位，或有热象或无热象，疼痛，有时侵犯消化道或呼吸道，有痞块或无痞块。文内详细介绍其各种不同的治疗方法。

从第六章开始，共用 6 章的篇幅，分别依次对消化不良、痞块病、浮肿病、水肿病、水臌病、肺痨消瘦病等的诊治进行论述。每种一章，述其临证的各个方面，重点介绍治疗方法。

自古以来，不论何种传统医药学，对发热性疾病都给予特殊的关注，藏医药学自不例外。第十二章就是对热性病的一篇总论，在述及其病因及一般症状之后，对热病的总治疗原则做了总的介绍，涉及内服、外治、放血等，还包括火灸治疗，这也是藏医比较特殊的。其后的两章反复论述如何鉴别不同类型的热性病证。

从第十五章起，逐章介绍不同类型的热证，每章论述其病因、症状及治法。先述未成熟热，这可以说是热病的酝酿阶段或初起阶段。随后依次是热症扩散之后的治疗，虚热病证、陈旧性热病、浊热病证、扩散热病证、紊乱热病证、瘟疫病时热病等多种不同热症型的病证，重点在于如何判断其热型，明确诊断，并详细论述不同症型的热性病的种种治疗方法，包括饮食疗法及宜忌、火灸疗法、内服方剂等。甚至应进食何种肉类、菜类，饮用何种饮料，均有明确的叙述，禁忌何种饮食等，亦相当详细。

随后的四章，即进入对各种疫病的治疗篇章，依次涉及天花、肠痧、喉痧疔毒及感冒等疫病。

第二十八章开始，是按身体的不同部位，叙述各部位的病症及其治法，包括头部、眼睛、耳、鼻、口腔，接着是外表可见到的赘疣。从第三十四章起，依次介绍五脏六腑病，包括心、肝、脾、肺、肾、胃、小肠、大肠、男女生殖器官病。这样就已介绍到第四十三章了。然后，本典进入杂病的叙述，计有嘶哑、口渴、呃逆、呼吸困难、内脏绞痛、肠虫病、呕吐、腹泻、便秘、尿闭、尿频、热性腹泻、痛风、风湿关节病、黄水病、白脉病、皮肤病、杂病等。

讲过内科杂病之后，就是外症杂病了，包括痈疽疮疖、痔疮、丹毒、内部痈疡、淋巴病症、疝气病、下肢肿、会阴瘘管等。

然后就是小儿科的病症了。第七十一章先介绍育婴须知，随之为小儿疾患、小儿邪魔病共三章。第七十四章开始介绍妇科病两章及妇女一般病证一章。之后有鬼魅致病，神经错乱、癔病、羊癫疯、麻风等病症。

从第八十二章开始，分部位介绍外伤性病症，包括创伤总论、头部创伤，给予最大的篇幅详述其治疗。随之为颈部创伤、上下体腔 (胸、腹部) 创伤、四肢创伤，也都极其详尽地作了叙述，充分说明古代藏医学在外科创伤方面的成就。

第八十七章起，论述有关中毒的病症。已如上述，藏医从其萌芽时期，对于毒物引起的病症及如何解毒治疗，有很深入的研究，也是其民族特色之一。先叙述中毒的一般知识，然后讲述转化毒、天然毒的知识，至为详尽。

本典最后三章分别叙述防衰老、补阳壮阳和治疗妇女不育以获子嗣之法。

（4）《后续医典》(《后续续》)

后续典，全典共 27 章。

第一章、二章详细补充脉诊和尿诊的内容，这是补充以前诊断方面过于简略的篇章，具有藏民族特色。

从第三章起，逐章介绍藏医的不同药物剂型及各种治疗方法，依次为汤剂、散剂、丸剂、膏剂、药油剂、煅制剂、浸膏剂、药酒、珍宝药及草药方剂；然后是油脂疗法、泻药、催吐药、滴鼻药、缓下法、峻下法、清泻反压法、针刺放血法、火灸法、罨敷法、药浴法、涂擦法、穿刺法等等。

本典最后两章，前一章等于对前面三部典籍作了概括，重点是讲解各种治疗药物及疗法的注意事项。最末一章先指明《四部医典》的宝贵意义，认为是保护众生生命、灭除疾病的宝典、法轮、勇士、甘露，其贵重犹如狮子奶，谆谆告诫要珍惜此典，不能随便传授给道德品质不良之人。如此结束了佛祖传授的医药体系。

从以上对《四部医典》内容的简要介绍可见，该书对医学所涵盖的内容，从理论到实践，从基础到临床，从医学到药学，已经涉猎无遗，具体而可行，难怪藏族人民对它如此尊重，视为经典，甚至有人把它奉为佛经，是完全可以理解的。《四部医典》是藏医药学的奠基之作，是藏医药发展史上的一块里程碑。

2. 关于《四部医典》来源的争论

《四部医典》是藏医药学中最重要的经典著作。直至今天，它仍然是学习藏医药学的必修经典。

作为一部如此重要的藏医经典，无疑就是藏族人民的杰作，为什么又对其来源产生争论呢？这是与藏族人民的历史、宗教以及文化背景相联系的一个重大历史问题，需要认真加以对待。

《四部医典》是这部书的简称，藏文叫《据悉》。在藏语中，这个"据"字具有传统、相续、一脉相承之意。在佛教词汇中，它又有密乘之义，它与梵文中的怛特罗相对应，指的是密乘佛教的经典之意。

《四部医典》从书名到某些内容,都带有浓厚的佛教色彩,因此,有些人就认为,这是一部由西方佛祖净土传入的地道的佛祖训诫,也就说它是一部佛经。

主要是基于以上种种原因,不论在古代或现代,也不论是在国内或国外,都有一种言论,认为《四部医典》是一部佛经,认为它是从一部梵文佛经原著翻译成藏文的佛经。由于《四部医典》在藏医学中的地位,犹如《黄帝内经》在汉族中医中的至高无上的地位一样,有些人由此提出:藏医学是由古代印度医学,也即吠陀的医学发展而来的。

我们认为,在佛教盛行的社会里,人们认为佛祖的教诲至高无上,由此,把一些著作抬高到佛经的地位,便有至高无上的权威,尤其是关乎人们生命重大问题的医书,说成是佛祖的教诫,是不足为奇的。这也正如汉族中医中的一些古代著作,常被冠上"黄帝""神农"的名称,是同一个道理。

但是,我们还认为,书名也罢,叙述形式也罢,这些只不过是形式,要深入到这部书的实质内容,也就是书籍的具体内容进行研究,才有可能做出比较客观和可靠的结论。

在这里,我们用了比较文献学的方法,把《四部医典》

这部古典医学文献拿来与现存的印度古代吠陀医学古典文献的代表作进行比较，同时也参考汉族中医的古典文献，用这种方法来研究《四部医典》的起源，看看它究竟是不是一些人们所说的是一部古代梵文医经的遗本。我们所用的吠陀医经包括：《妙闻本集》《阇罗迦集》，有时也与伐八他的《八支心要集》等著作比较参考。这些著作多数都是早于《四部医典》成书的时间，个别的至少也与它差不多是同一个时代，因而是有可比性的。

首先，我们比较一下这些著作在全书的结构和框架方面的情况。《四部医典》全书分为四部分，即根本医典、论说医典、秘密医典和后续医典，分别包括 6 章、31 章、92 章和 27 章，全书共 156 章。而《妙闻本集》全书共为 120 章，分成八个部分；《阇罗迦集》分为五部分，也是 120 章；而《八支心要集》全书共 6 卷，也包括 120 章。这三部具有代表性的吠陀医学经典作品，一部是内科的（《阇罗迦集》），一部是外科的（《妙闻本集》），另一部则是综合性的，其结构都是 120 章，只有《四部医典》是 156 章，结构完全不同。就它们的具体章目看，《四部医典》与吠陀医学的某些内容确有相同之处，少数章节的内容甚至有些雷同，但从整体上看，并不存在完全相同的情况。况且，书中还有不少内容，如脏腑、诊断中的脉诊、尿诊等，却是吠陀医学所没有的。就这一点说，完全可以否定《四部医典》是一部古代的印度佛经。

第二，关于医学的起源问题，《四部医典》的第一部第一章，讲的就是药师琉璃光佛在药王城的无量宫里为众仙人讲医道，从而把医术传入人间而有后来的藏医药学，具有相当浓郁的佛教味道。汉族中医说的则是神农创医药、黄帝与臣子岐伯等人论述和探讨医药，而后有中医药。《妙闻本集》中也在第一章中说：圣人丹万塔里（也就是佛陀的学徒）向人们透露关于医学，是阿闼婆吠陀的一部分，由大梵天（印度教的创造神）把知识串在一起，编成十万句对仗的偈颂体诗，后又将阿输吠陀分成八个分支，即拔除医方、利器医方、身病医方、鬼病医方、小儿病医方、解毒剂论、长寿药科和强精药科。这就是后来医方明的八支。另一部著作《阇罗迦集》则说是佛陀讲解医学的起源，是巴拉达札去找婆罗门教之神因陀罗，他是印度教之神，后被佛教吸收，成为兜率天药王城中无量宫之主，全身发蓝光，一般称琉璃光佛。这显然是把婆罗门教佛教化的结果。从以上有关材料可见，藏医、中医、吠陀医在医学起源的问题上，有一个共同之处，都是圣人创造医药，只是这些圣人的身份不同，中医是中华民族的始祖黄帝，而藏医、吠陀医则都是佛祖的恩赐，不管是佛陀亲授，或是由其他圣人或佛陀的化身转授，两者都是佛教的始祖所传。就这一点说，由于宗教文化的背景，藏医学更接近了吠陀医学一些。

第三，《四部医典》中有专章论述医疗器械，种类甚多，举凡刀、剪、钳、镊、锯、探针等，莫不具备。其形状多把头部制成动物形态如虎、狼、熊、隼、鹫等，其规格即长短、尺寸等，也都比较详尽。吠陀医学之外科著作《妙闻本集》中，也有医疗器械一章，其内容与《四部医典》者大同小异，在形制、尺寸方面有时稍有出入。《妙闻本集》且附有外科器械图。《四部医典》本身无图，但17世纪著成的注释本《蓝琉璃》根据《四部医典》所叙的内容，绘成一幅器械唐卡图，其内容则与《妙闻本集》同出于一源，十分相似。

第四，有关死亡的征兆，尽管汉族中医中对疾病的吉凶预兆，也有涉及，但内容不多，主要是根据病情的状态来判断。《四部医典》则不同，有一章专门论述病人即将死亡的预兆，比如在梦中见到什么，负责接请医生的差人或信使在前往医家的途中所见所闻，均成为判断病人预后吉凶的征兆。比如，病人可以梦到猫骑虎、沉溺水中被鱼所吞、胸部长出爬藤类植物、眉间长出一撮螺旋毛、人的影像无头等十分稀奇古怪离奇的梦境；还有差人在前往礼请医生的途中，遇到宰杀动物、与人打架、焚烧尸体等，甚至碰到打喷嚏等都是凶兆。所有这些，都可以在吠陀医学的经典中见到。这一点在汉族中医经典中是看不到的。相反，《黄帝内经》中梦境与疾病的关系的叙述，却是比较唯物的，是客观现实的反映。如《灵枢·淫邪发梦》一篇中提到饥饿可以梦见取食、上盛则梦飞、下盛则梦坠、阴气盛则梦涉大水等，其基调和思维方法显然有别于《四部医典》与《妙闻本集》。

第五，关于藏医学的脉学内容。我们知道，汉族中医的脉学早已十分发达，《黄帝内经》中有脉学的内容，到汉晋时期，进一步发展，直至西晋王叔和著成《脉经》，这在前面已经提及。藏医诊脉的时间、方法、部位寸关尺（冲、甘、恰）脉象在不同部位反映的脏腑状态等，都与中医的大同小异。而印度医学史也告诉我们，吠陀医学或印度古代传统医学并无脉学内容，几部吠陀医学医经中，也无脉学内容。可以断言，藏医学中的脉学知识与吠陀医学无关。

最后，还要提一下有关内脏及胚胎学方面的问题。《四部医典》中有五脏六腑，其内容与汉族中医的五脏六腑完全一致，而与吠陀医学不一样，后者之脏腑与五脏六腑不同。且藏医的脏腑中还有一个"三木休"，藏语学界及藏医界认为它与人体生殖腺（精囊、卵巢）有关，也有译为"三焦"者。无论是哪一种见解，这一器官在吠陀医学著作中都是没有的，而与中医却是一致的。

藏医对人体胚胎的发育，是以周为单位来叙述的，每周有变化，直到 38 周发育成熟而分娩。而不论是汉族中医或吠陀医学，却都比较笼统地以月为单位叙述，所谓"十月怀胎，一朝分娩"，在这个问题上，藏医是先行者。但也有资料表明，早期的佛经中，就有以周为单位对胎儿发育作描述的。这个现象有些蹊跷，为什么在佛教发源地的医学著作如《妙闻本集》《阇罗迦本集》等，都未采用以周为单位的胚胎发育史，而唯独藏医学采用了，这个问题有待深入探讨。无论如何，在我们提到的三个古代传统医学体系中，藏医学在胚胎学的研究中是最先进的，体现出它的创造性。

当然，可资比较的内容还很多，如理论方面、病因方面、医德方面等，限于篇幅，不一一列述。但就已经介绍的内容来看，藏医经典《四部医典》本身绝非一部"古代梵文本的遗本"。我们不能否认《四部医典》中吸收了一部分吠陀医学的内容，但却也包括相当多汉族中医的资料，更重要的是它也有不少其他两个体系所不具备的内容，即便是它所吸收的中医、吠陀医的材料，也并非一成不变，照抄照搬，而是经过藏族先民加以提炼、改造，结合了本民族的特点。这些我们将在相应的篇幅中提到。总之,《四部医典》不是一部梵文佛经遗本的藏文译本,而是地地道道的藏族人民智慧结晶的医药学杰作。

四、早期藏医学文献介绍

在此介绍一些奠基时期的医学著作,由于近年来不断有新的著作被挖掘出来,尤其是近些年来对象雄文化研究的进展,提出这一时期本教医学早已有不少著作,因此,这些也列入早期著作来进行介绍。

1. 本教医学著作

这是近时对象雄文化进一步研究后所提出来的。据藏族学者旺瓦格西·旦增珠札的《雍仲本教概述》一书的介绍,本教有三大十万集,即《十万疾病黑》《除病诊断十万花》《十万药全胜白》,还有《蓝天水十万心》等,这些医药著作有待继续深入了解。

2. 敦煌本藏医灸法残卷

这是从敦煌藏经洞发掘出来的、用古藏文写成的一些有关藏医药方面的残卷,数目当不在少数,只可惜均已流失海外。

如法国巴黎国立图书馆于 1978 年影印出版的《敦煌古藏文手卷选集》第一、二辑所发表的 3 种残卷，其中两份是有关火灸疗法的；另有一份是《藏医杂疗方》。此外，还有华盛顿大学图书馆影印和复制的印度事务部的卷子。根据有关藏医学的鉴定，经考证，这些卷子均属于吐蕃政权早期的医学文献，大约写成于 8 世纪中期。据卷子中有"本外科手术疗法医方，并非出自库藏，乃搜集所有医方的基础上，再结合象雄的疗法而写成"的内容，可以肯定，这些卷子是当时流传在民间的一些方书，包括火灸方及杂疗药方。

有关吐蕃火灸疗法的历史是相当早的，也是可以理解的。因为青藏高原气候寒冷，很需要火的温暖。在使用火的过程中，逐渐发现用火可以解除身体的某些病痛，从而导致火灸疗法的发明，这是完全有可能的。

几乎所有的学者都认为，这些敦煌本的医学文献是现存最早的藏医学文献，因为当时象雄的本教医学文献尚未曾有人提及。有关灸法的发明，不同学者有不同的初步结论。虽然学者们都不否认，这些灸法残卷中的一些内容与汉族中医有些相似，比如，在量取火灸穴位时，都采用骨度量取法、指寸量取法和局部的自然标志法。同样用于治疗一些病症，如内科、外科、五官科、妇科、儿科的疾病，都可以治疗，内科方面用于治胃病、肺病、肝病和脾病，还有骨科、神经科方面的病症。

（1）藏医的灸法。相当广泛地用于治疗热性疾病，包括热瘟、温热、瘟疫、湿热所致之身上发黄等，都属于热性病，这与中医认识有所不同。中医在早期也用灸法治疗热性病，但后代多不主张用灸法治热性病，主要用于寒性疾病。而后来成书的经典著作《四部医典》用艾法治热性病，则用得更加广泛，这表明两个系统在这个问题上的巨大差别。

（2）施灸方法的不同。此灸法残卷提到的灸量及灸的次数，其灸的量并无单位计数，这是与中医不同的。残卷中只提到，某病用某穴，施灸 × 次或 × × 次；而中医古代即早已用"壮"为单位来计数，一壮系指对一个青壮年施灸时，由开始施灸到感到灼热难忍为止，即为一壮。残卷中并无此"壮"字作为单位，只是说灸几次。残卷中并未提到灸法应如何计数，有的汉文译稿在这里给残卷的灸数加上汉医计量单位"壮"，似乎不妥。

再者，残卷中所用的灸量大小，具有相当明显之民族特色。这种特色在确定穴位在体表的位置时，也有所表达。例如，其测量距离的方法虽也有分、寸，但更多的是用一柞，距离如青稞、豌豆、羊粪等，如说，灸脉穴者，用艾大如羊粪，并制成艾条；用于治痞块者，艾大如诃子等，而这些都有着浓厚的民族特色，在中医灸法中是见不到的。

（3）关于经络和经穴。在灸法残卷中，尚未见到有经络的叙述，哪怕是片段的。量取经穴则多指出其部位，而缺少穴名。比如，有一处要求"手作量柞状于三岔口的凹陷处下压时有痛感处"施灸。事实上，这个部位就是中医的合谷穴，类似这种情况的经穴很多，都只有部位，而无穴名，有些穴位名称则与中医的大不相同，如短角、小骨、"后笋玖玛"、"海玛细木"等，都为中医所无。

3. 敦煌本藏医杂疗方

除上述灸法残卷以外，敦煌藏经洞还出土有医方残卷。这些残卷在上述国外发表的材料中，也有一份刊出，其编号为 P.T.1057。

杂疗方也有丰富的内容，尽管其篇幅不大，其临床方面的疾病涉及内科的有心口痛、饮食中毒、胃痛、肝痛、腹胀等约 20 种病证；外科的有中毒箭、疥疮、烧伤、黄水疮等 10 多种病证；还有诸如鱼刺卡喉、牙蛀、声音沙哑等五官科以及阴道小虫、胎盘不分离等几种妇产科病。另有小儿便溺不畅、男性阳痿等。在药物学方面，卷中用的动物药最多，达 65 种，包括独特的奶渣、母牦牛酥油、岩羊角等。植物药计 49 种，包括唐古特青蓝、安多芥子、船形乌头、糌粑等；还有紫铆、白硇砂、古玉粉等多种矿物药，这些都表明了藏药的独特性质。

此残卷是一种方书而不是医学理论著作，但却也涉及一些理论方面的问题，例如病因方面，有因骑马骑牛过久而致小便不畅、手脚不灵、小腿疼痛；过度饮酒可致肝胆生病；肝病可引起脸色青黄、眼发黄等。

由此看来，残卷当属藏医在民间流传的方书，虽然都比较朴素和粗放，但也有其科学的内容。如所用药物以动物药为多，这一点与汉族中医以植物药为多有异，正反映藏族聚居地区的自然环境，植物品种数量相对较少有关。卷中对药物还进行了初步的炮制加工，比如蜥蜴要去头尾、桃仁要炒，以及把有些药物剁碎烧焦再用等，也知道盛药用陶制或银制盛器，可免去药性变化，还提出肝病胆病患者多吃香甜水果类食物，产前产后多吃肉类，是为补充其营养，肝病患者少饮酒等。残卷中提及的治疗方法也有多种，包括汗法、吐法、熏法、针和灸法、外敷及内服等多种方法。

此残卷在研究民族发展史、民俗学等方面，也提供一定线索。其中有饮热牛血、吃糌粑、酸奶、酥油等，是其民族特色，其助产的方式也是特有的。

4.《医学大全》

此书在前面已略有涉及，是文成公主在入藏与赞普松赞干布联姻时，由她带去的医书译成。有两种说法，一种认为文成公主带去的就是《医学大全》(或译《医法大论》)，并且是由"班智达"译成，这在《五部箴言》中提到的。另一种说法则是认为是根据文成公主带去的汉族中医著作译出，然后加以编撰而成。换句话说，可能是一部全译本，或是一部编译本。只可惜此书业已不存，其实际内容难以稽考。但不论何种说法，其源来自内地中医，由文成公主带入藏地以及由进藏汉族僧医哈祥马哈德哇和藏族译师达玛郭夏翻译这些事实，则均无异议。

《医学大全》作为一部比较完整体系的医药著作，尽管后来失传了，但在当时对藏医学的发展产生巨大影响，当无疑问。其后的藏医著作，包括《四部医典》之中有关汉族中医的内容如脏腑学说、脉学内容等，不能说与此无关，可以说对藏族医药学体系的形成，起到了一定的奠基作用。

5.《无畏的武器》

该书是松赞干布在位时期的医著,晚于《医学大全》问世。它是由赞普从天竺、汉地及大食分别请来的三位医生共同编撰而成。三个医生代表三个不同的古代传统医学体系,并且先期各自译出各自体系的医学著作,其中天竺巴拉达札译出《大小砂粒》《新酥油制备法》,汉地医生亨翁杭德译出《大小汉地手术论》,大食医生嘎列诺译出《主要文集补编》《鸡、孔雀、鹦鹉病治法》。此后,三人联合编撰成这部《无畏的武器》。

有关这三位古代医家,我们在前面业已有所论述,此处不赘。应该强调的是,《无畏的武器》既然是由三位来自不同地区、代表三种不同传统医学体系的医家所合著,则其中必然包含三个组成部分,当无疑问。可以说,这部医著应该是后来具有民族和地方特色的藏医药学的最早雏形,应当是不会有疑问的。尽管此书在传世不久后也失传了,但它在成书后的一段时间里产生影响也是必然的。更何况松赞干布命令医者都要学习此书。凡学好此书,医术得以达到高明水平的,都加封“措其门巴”,意为“救命医生”或“济世医生”。当时还颁布宫廷的 12 条法令,要求人们尊敬医生,从而使医生的社会地位大大提高,有利于早期藏医药学的发展。

五、重要的医家和医著

每一个历史时期，在医学发展史上都会出现一些杰出的医家和重要的医学著作。正是这些医家和医著代表着这个历史时期医学发展的方向和水平。吐蕃政权时期正是藏医学史上的奠定阶段，因此，著名医家辈出，医著甚多。

1. 著名医家

吐蕃政权时期，著名医家甚多。在前一阶段即医学萌芽时期，也有一些医家，但传说成分居多，其中如从印度来藏的比齐加切和比拉嘎杰兄妹二人，据传此兄妹二人来藏地传授医术，始有藏医药，而二人亦成为藏医药史上最早的医生，但此种传说难以找到确证。据说比齐加切与古代赞普拉脱脱日年赞之女意之茹恰成婚，育子董吉托觉，后来也成名医。另外，赞普达日年赛时，由阿夏地方来的医生，为其施金针拔障而复明。这两名医生附带在此处加以介绍。

（1）董吉托觉：在拉脱脱日年赞时期，他向其父学习家传医术，成长为著名医家，并成为拉脱脱日年赞的私人医生，史称喇曼（即后代帝王所称之御医）。自此，宫廷开始有此私人御医制。董吉托觉还传述其父的医著，包括食物调养、药

79

物配制、脉诊经等多种。由于古天竺的医学并无脉诊，故此种传说的可靠程度尚存疑问。

（2）阿夏曼巴：为安多地区藏族医生。据载说朗日松赞之父达日年赛出生时即患先天瞽症，聘请阿夏地区的一位名医为之治疗。医生以金针刀具做手术，治好其瞽疾。治好后，赞普最先看到的是达莫山上的一只盘羊，因而起名为达日年赛。此位名医原名已佚，故人称之为阿夏曼巴，约生活于6世纪。

（3）哈祥马哈德哇：是一位汉族僧人，原名难以考证。于松赞干布在位时期进藏，可能是随文成公主入藏的。他通晓藏、汉文，又谙医学。文成公主入藏时，带入一批中医书和医疗器械。其中有一部医书《医疗大典》（也译为《医学大全》），由他与另一位藏族医生达玛郭夏共同翻译成藏文，这是藏医史上所载最早的理论与实践俱备的医著。可惜此书于后来遗佚，他的其他事迹也失考。

（4）亨翁杭德：这是一位汉族医生，于松赞干布统治时期入藏。他的名字有不同的拼写法，如工祝·元丹嘉措的《知识总库》记载名叫韩文海，而第司·桑吉嘉措的《藏医史》则载为亨文杭德或欣翁杭德。据载，同时应请入藏的其他医生还有天竺医生巴拉达扎、大食医生嘎列诺。三人共同编著一部 7 卷本的医书《无畏的武器》。该书在当时有很大的影响，松赞干布明令医生都要传习，曾对藏医学的发展起过重要的作用。

（5）哈祥马哈金达：是一位汉族医僧，于赞普赤德祖赞统治时期（704 ~ 754 年）进藏，极有可能也是随金城公主入藏的医僧，他也是一位谙熟藏文的学者。当时，他会同另一汉族学者给楚卡更、藏族学者琼布孜孜、琼布顿珠和觉拉门巴共同编译医书多种，其中最重要的是《月王药诊》。书中涉及藏医的理论与实践，全书共 113 章，是现存最早的一部古代藏医学著作，对藏医学的发展有较大的影响，马哈金达对汉藏医学交流起了重要的作用。

（6）马哈耶那：汉族医僧，意译为大乘和尚或禅师，又有译成摩诃衍那的。于赤松德赞在位时入藏，原姓名无考。据记载，在赞普赤松德赞统治时期 (742 ~ 797 年)，他把汉族医书《月王药诊》由五台山带入吐蕃。但从书中具体内容看，显然已经与藏地具体医疗经验和自然条件结合了，是一部编译的医书。马哈耶那是大乘派的代表人物，宣扬佛教禅宗，他对汉藏文化的交流起过积极作用。

（7）东松冈哇：汉族医生，其真实姓名难考。在赤松德赞在位时期（742 ~ 797 年），从邻近各国聘请了一些名医入藏交流并传授医学，其中汉族中医有马哈巴拉、先蒂巴达和东松冈哇。当时各地名医曾译出各自的医学著作，后收集起来，以檀香木制成的木匣珍贵收藏，取一总名为《太医药诊紫色经函》。其中东松冈哇所编译的有 10 部，重要的有《文殊口述·配方家鬘》《内脏展显示·神奇大镜》《灸法实践明灯》《小便检查方法》等。当全部医著编译完成之后，赞普从各地挑选了 9 名有培养前途的年轻人来学习，其中就有出类拔萃的宇陀宁玛·云丹贡布。

医书编成的任务完成以后，各方的医生都返回故里。其中东松冈哇因赤松德赞生病而再次进藏，并将其新著成的《洁净医学指路明灯》和《四方医学四论》献给赞普。在东松冈哇精心调治下，赤松德赞很快病愈，特赐给东松冈哇"雄"和"堆"两块封地，并赐名"塔西·东松冈哇"，其意为"四方三千之医生"，即其医术高明，包含各国各方之医学精粹的意思。从此，东松冈哇就留在雪域，其后代成为有名的塔西家族。

（8）毗卢遮那：毗卢为藏族著名古代译师，生活于 8 世纪。出生于前藏尼姆地方的巴阁滩，原名为更甲汤达，"毗卢遮那"是他的法名，意为"大日如来"。他 7 岁时开始学习藏文，受到赤松德赞的接见，并从天竺入藏的佛教大师莲花生学习五明学。后来，赤松德赞又派他赴天竺学习各种学问、听受经法，还到克什米尔学习医学，听受各家的医说。除去翻译一些佛经以外，他在返吐蕃以后又译著了一些医著。有《甘露精义八支秘诀》《文殊本草》等，为藏族古代医学的发展做出了贡献，被后世所推崇。

（9）宇陀宁玛·云丹贡布：是古代藏医学史上最杰出的人物，又称为老宇陀。于藏历土蛇年（708年）出生于前藏堆隆给那的地方。他出身于医生世家，祖上先后担任过松赞干布、贡松贡赞、芒松芒赞和都松芒保杰的御医。云丹贡布3岁起开始学习藏文，接受藏医学的熏陶。他聪颖而敏锐，5岁时就开始接受佛教仪轨及医理的教育。他很早就随父兄一道行医，而且疗效很好，甚至有人给予他以"第二御医"的称号。当时，赞普梅阿匆把他召到著名的桑耶寺，与当时的名医昌迪家族的杰聂卡布等进行辩论并全胜，遂任命他为王子的御医。

大约在20岁时，赤松德赞让云丹贡布与由邻近国家和地区邀请来的名医进行答辩，其中有天竺的先迪嘎尔巴、汉地中医东松冈哇，他皆对答如流，引起在座学者们的注意。后来，东松冈哇提出三种疑难病症即痫、痉和狂犬病的问题。宇陀·云丹贡布据实回答自己对这些病症未曾了解，并请东松冈哇不吝赐教。东松冈哇认为宇陀虚心好学,大有前途,遂赠予三部有关这些病症的专著。宇陀的高尚品德此时已经给人以深刻的印象。

25 岁开始,宇陀到邻近的地区和国家学习,在途经尼泊尔时,他遇到名医纳希拉哈,学习了有关温病、角法的知识,并与大译师毗卢遮那一起详细讨论了医学的问题。在天竺时,他向天竺名医美旺旃札德哇学习,并得到许多医书,其中有《医药概论》《尸体图鉴》《医续目录明灯》《一千零一种续疏》及有关穴位等方面的一些典籍。他游学多年才回到吐蕃,受到赞普的嘉奖。

大约在 35 岁时,他再次到印度并在旃札德哇等门下深造。回到吐蕃后,赤松德赞赐他九层锦缎的坐垫,对他极为推崇。大约 3 年后,宇陀第三次去天竺进一步深造,学习了《医学晶镜续》《月王药诊补遗》等。回到吐蕃后,为了进一步提高医术水平,宇陀在广泛行医的基础上,又带领徒弟到内地五台山学习,历尽艰辛,终于学成回蕃,并带回《配方宝鬘》《内科疏》等著作。

宇陀宁玛具有高尚的医疗道德,在藏族社会中有崇高的声誉。他不仅自己身体力行藏医的医德规范,还广收徒弟,为藏医的发展培养人才。50 多岁以后,他曾到过工布等地的寺院，培养藏医超过千名，为藏医学的发展做出了巨大贡献。

（10）比吉·占巴西拉哈：据说是赤德祖赞在位（704~755年）时，从冲姆请来的名医。对于冲姆究为今何地，尚待进一步考证。在他主持下，编译了大型医学丛书《御用养生全书》，此丛书包括医学各方面著作数十种。后来，他又与天竺名医达玛拉札、汉地医僧马哈金达合编了一些医书。不久，占巴西拉哈还归故里，临行前，他将自己的一些著作赠送给了赤松德赞。其中的《比吉黄皮书函》是治疗头部、体腔及其他杂病的。

（11）九圣贤医：这是8～12世纪藏族出现的杰出医生，民众尊之为圣贤，乃指他们医术高明、医德高尚，足以与吐蕃时期由邻近国家和地区聘请入藏的九太医（如东松岗哇）等相比。但这九圣贤医并非都是吐蕃的，有的是在几个世纪后才出世的，如宇陀萨玛·云丹贡布（新宇陀）就是老宇陀宁玛的后代，是几百年后才出世的。这里只介绍其中几位吐蕃时期的圣贤。

吾巴曲桑，是赤松德赞时期的医生，是莲花生密宗传承人之一，曾被誉为咒王。他著有《支腹四灯之简义》《四大和合的总疗法》等书。

昌迪杰桑，系赞普美阿匆时代的医生，他与他的后代都是赞普之御医，著有《上腔区位图》《十二诊》等书。

涅巴曲桑，系赤松德赞在位时的医者，被送去天竺学医并学成归来。其医术代代有传人，常盛不衰。

2. 著名医学著作

史料记载吐蕃时期的医学著作甚多，大多是历代赞普从邻近各地聘请来的高明医生在藏地时撰写的。其中有编译的，也有译著，这些著作对藏医在奠基时期的医学发展均颇有影响，惜多数著作早佚。

（1）《月王药诊》

710年，赤德祖赞再次向唐王朝要求联姻。唐王朝以金城公主许配，金城公主进藏时，再次带去大批"嫁妆"。其中有大量的伎工和各种书籍，这里面就包括有医生和医药书籍。当时吐蕃政权组成一个翻译小组将医书译成藏文。这个小组包括汉族医僧哈祥马哈金达、给楚卡更，藏族译师琼布孜孜、琼布顿珠、觉拉门巴等多人。后来，这些译出的医著又经汉族医僧摩诃衍那和藏族著名译师毗卢遮那加以整理，编译成《月王药诊》。

对于《月王药诊》的来历，还有不同的说法，如现在出版重印的《月王药诊》书前就写道：此书由天竺的龙树菩萨所著，并由五台山的文殊菩萨授予；还有人说它是一部汉族中医的原著，后传入印度，再由印度传到西藏。不过，根据现存这部医著的内容来考察，其内容已非单纯印度医书或汉族中医医书所能囊括，而似乎是一部综合的医著了。

现版《月王药诊》共113章，内容包括：人体胚胎发育，人体各部位的骨骼及其度量，人体生理功能，疾病的病因，分类，疾病的诊断（包括望诊、舌诊及脉诊)，疾病的寒热属性，身体要害穴点的分布；隆病，赤巴病，培根病；五脏（心、肝、肺、脾、肾）及六腑（大肠、小肠、胃、胆、膀胱及生殖器官）的疾病；各科杂病，主要有泄泻、消化不良、痞块、恶疮癌症、天花、炭疽、水肿、疮疡、中毒、瘰疬、黄疸等；用药剂型，包括粉剂、膏剂、酥油剂、汤剂、甘露剂、赶药、泻药等；各种治疗方法和技术，其中有灌肠、正骨、火灸、放血、外科器械治疗、穿刺等。在药物方面，涉及珍宝药、贵重药、食疗。由这些内容也可见，这部成书于8世纪初的著作。其内容已经涉及医学的各个方面，也是一种医学百科性质的古代著作。由于在它以前的两部著作均已散佚，因此，《月王药诊》是现存最早的一部理论实践齐备的藏医学著作了。

全书内容反映了下述特点。首先，它是一部藏民族特色突出的著作。其中的疾病种类，多数是有高原人民生活和环境特色的，如雪盲、炭疽、痛风、瘿瘤等。书中所载的药物品种共有 780 种，有相当多一部分是属于藏地的特产。这些药中有动物药 260 种，植物药 440 种，矿物药 80 种。动物药占 33.3%，比重相当大，与汉族中医药中动物药只占小部分有所不同，如汉代的《神农本草经》中的动物药只占 18% 左右，但总的来看，与汉族中医类似，植物药占大多数。在植物药中，西藏的特产有飞鸢草、螃蟹甲、翼首草、藏麻黄、藏黄连、船形乌头、纤毛婆婆纳、喜马拉雅紫茉莉等。这些药的来源、生长环境、形态特征等，书中还没有涉及，而主要是叙述其药性及功效。书中还有一些药物主要生长在海拔 4000 米以上的高山上，包括毛瓣绿绒蒿、虎耳草、唐冲嘎布、乌奴龙胆等，这些内容都突出了民族特点。

其次，它吸收了汉族中医的内容。例如，五行学说在书中已有所反映。在脉诊方面，切脉的部位叫"冲、甘、恰"，似是汉族中医"寸、关、尺"的移植，但其具体部位则稍偏高一些。在各诊脉部位所诊候的内脏，以及五行的属性方面，与中医基本相似，只有个别的差异。如在中医脉诊中，以左关候肝胆，右关候脾胃，而藏医正好相反，是以左甘候脾胃，右甘候肝胆的。在治疗原则方面，藏医把疾病分成寒热两大类，也用寒热两种对抗性药物做对抗的治疗，这些治疗思想与方法与汉族中医是相似的。

最后，《月王药诊》中也有古代印度医学内容的反映。最明显的是其中的三因素的理论学说，也就是隆、赤巴、培根的学说。这种学说认为，三种因素构成人体的基本要素，正常情况下，三者处在互相协调的状态，是维持人体健康不可缺少的物质。当三者中的一种或一种以上发生偏盛偏衰，关系失调时，人就会生病，形成隆病、赤巴病或培根病。三者与佛教思想中的贪、嗔、痴三毒的概念，以及古印度医学中的土、水、火、风四因素的学说也都有密切关系。

可以肯定的是，藏医学从形成的初期，就已经清楚地表明，它是由藏族人民自己创造出来的医疗体系，并吸收和消化了其他医疗体系的精华而发展起来的。认真对比一下，它已具备了《四部医典》结构的雏形，后者是以它为基础而发展起来的。

（2）《四部医典》

《四部医典》的全名是《甘露精要八支秘诀续》，《四部医典》是它的简称。它是古代藏医学中最重要的经典著作，大约成书于8世纪末，藏名简称音译为《据悉》。

本书的作者一向是藏学界的争论焦点之一。有一种论点认为，《四部医典》是古代印度的寿命吠陀医学中的一部梵文著作的遗本，而其梵文原作在印度已经遗散，不复存在。例如，在国内曾出现一本在内部散发的有关《四部医典》中某些章节的汉文摘译本，此小册子篇幅虽然不大，其封面则题为《西藏传本印度古代医经》。此外，有些论文也曾提出类似的观点。

近年来，国内外都有一些学者对以上的观点提出不同的看法。他们通过深入的考证和调查研究，包括对藏医学历史及古印度寿命吠陀医学文献及历史的研究，认为《四部医典》并不是梵文本古代印度医书的遗本，西藏医学更不是寿命吠陀医学的派生物，而是青藏高原上藏族人民自己的创造，是世代居住在青藏高原上的人民与疾病进行斗争的经验总结。尽管在这个过程中他们曾吸收一些其他古代医疗内容，包括寿命吠陀医学体系的经验和精华，但如果简单地把这就作为"翻版论"的依据，那就是本末倒置，完全错误的。

由于社会条件等特殊情况，《四部医典》的确取了一个寿命吠陀医学式的书名，书名中的"八支"确是寿命吠陀医学的部分内容。但是这只是一个表面现象，而不代表其实质。《四部医典》中并无严格的"八支"的对应内容。所谓印度"八支"，是指把医学分成八个部分，即生理、儿科、妇科、邪魔、金伤、中毒、养老、滋补等，而《四部医典》却不是按这八个部分来安排的。《四部医典》的全部内容是采取药王菩萨琉璃光佛的两个化身，即明智仙人（日贝益西）与心生仙人（依来杰）

互相问答的形式来叙述的。全部医典的内容，都以偈颂体的诗句编写，全书共156章，其中《根本医典》6章，《论说医典》31章，《秘诀医典》92章，《后续医典》27章。这些虽从表面上看来，与古印度吠陀医学的典籍很相似，但这些也只是形式上的相似，而实质上它的全部内容明确显示，它是由藏族人民自己的创造，并吸取了吠陀医学、汉族中医等的内容精华而形成的。

目前，对《四部医典》的来源比较一致的意见是，它是8世纪藏医医圣宇陀宁玛·云丹贡布总结藏族人民的医疗经验而写成的。由于在此书写成以前，吐蕃政权业已先后吸收了古代天竺医学、汉族中医、大食等医学体系的精华，当时已先出现过《医学大典》《无畏的武器》《月王药诊》，还有敦煌出土的有关火灸疗法及治疗杂病的方书，虽然前两部书后来均已佚，但《四部医典》不是藏医学中最早的著作，已毋庸讳言。前面出现的这些医书将对其后的医学发展产生影响，也是十分自然的。

《四部医典》著成以后，赤松德赞把它当成十分珍贵的宝贝珍藏，埋入桑耶寺，一直到11世纪初才被查巴恩协所发现，重见天日。后来，它又辗转传到老宇陀的十三世后代宇陀萨玛·云丹贡布手中，经过新宇陀的彻底修订增补、注疏，《四部医典》才算完全定型，成为今天我们所见到的《四部医典》。

新宇陀把修订后的《四部医典》传授给其得意门生松顿·益希松，后者再把它传给自己的弟子循奴益希，以后顺序的传人是宇陀本森、桑结仁钦、昌迪·绛白桑布、昌迪·班丹措齐、昌迪·班丹坚赞。

《四部医典》是由四个部分组成的，分别称为根本医典、论说医典、秘诀医典、后续医典，包括医学的全部内容，如生理解剖、胚胎发育、病因病理、治疗原则、临证各科、方剂药物、诊疗器械及疾病的预后等。

在这四部中，"根本医典"共6章，是总论性质部分，分别介绍藏医药系统总的概况，还用"树喻图"的形式来介绍藏医的生理病理、治疗、诊断、养生、饮食等的内容，是一种很形象的概述，使人对藏医学体系有一个总括性的认识。

随后的"论说医典"涉及人体的形成和胚胎发育、内脏器官、疾病的内因和外因、日常饮食宜忌及其注意事项、药物的性味和功效、外科治疗器械，另外还有一章专门论述做医生所应具有的职业道德要求。全部共27章。

第三部分是"秘诀医典"，它论述临床各科的各种病症的病因、症状、治疗，其病种较多，包括隆病、赤巴病、培根病、浮肿、痨病、水臌病、各种热症。其中有未成熟热、扩散热、虚热、陈旧热、浑浊热、传经热、瘟疫热、肠痧。另有五脏六腑的病症、五官科病症，以及内科杂病，包括呃逆、哮喘、泄泻、便秘、消渴、吐逆、虫症、瘿瘤。此外，还有皮肤病、外科病、小儿科疾病、妇产科疾病。可以把它看成一部临证的百科全书，全书共计92章。

最后一部是"后续医典"，主要包括两部分，一是关于切脉诊病的内容，一是关于各种各样的治疗方法和手段。这些治疗包括口服内治的各种不同药剂形式，如汤剂、丸剂、散剂、膏剂、灰剂、药酒、滴剂，还有不同的治疗手段，包括催吐、下泄、火灸、放血、灌肠、涂治、穿刺术、熨法等，共31章。

《四部医典》现在的最早版本，是由16世纪的舒卡·洛最给布在扎塘地方刻印的扎塘版，近些年出版的《四部医典》都是根据扎塘版重印的。《四部医典》大约是在17世纪传入蒙古地区，并且全文译成蒙古文，这是最早的除藏文以外的其他文字全译本。除此以外，目前有汉文全译本，另有俄文、日文和英文译本。

（3）《佛说养生经》

这原来是一部古印度医书，原文为梵文，原题作者为龙树，于9世纪以后被译成藏文。书中主要讨论如何使人获得健康，主要措施是如何正确调节人们的饮食，保持精神愉快，如何适应季节、昼夜等时间变化等，得到长寿和健康。这些养生方法对于藏医学的养生之道的发展有着重要的影响。

第四章　学派纷呈的发展与争鸣时期（9世纪中叶~17世纪中叶）

吐蕃时期是藏医药学的发展时期，以《四部医典》的问世为其标志。吐蕃政权解体后，出现分裂时期。但不论政治信仰、宗教信仰为何，医学上仍然是以《四部医典》为其经典著作，在这个基础上，在分裂的土地上出现不同的医学派别，互相争鸣，促进了医学的发展。

一、历史背景

吐蕃政权最末一个赞普是朗达玛，名为达磨，朗达玛是佛教徒给他起的具有贬义意味的名字，这是因为达磨本人信仰本教。他刚上台时，《汉藏史集》说他效法王法而行。未几，他在信本教大臣的支持下，开始反佛，焚佛经，毁坏佛寺，强迫僧人还俗，将著名佛寺桑耶寺、大昭寺均改成屠宰场。在这种情况下，不愿还俗的僧人纷纷外逃他方，他们把佛经或埋入洞穴中，或加以秘藏。佛教的发展受到极大的挫折，西藏历史上称此前佛教的昌盛时期为"前弘期"。

本佛的斗争并未终止。达磨在位不及三年，即遇刺身亡。关于刺杀达磨的过程，流传着种种传说，这或许是反本的佛教徒后来编造的，但达磨灭佛不得民心，在当时也许是事实。

达磨死后，他的两个儿子威宋和云丹，传说系异母所生。据说由于一些奸臣的唆使，为了争夺统治权，达磨妻妾之间矛盾早就很尖锐，威宋在达磨死后被拥立为国王。此时，达磨时拥护灭佛的大臣仍继续破坏佛教，但遇到的阻力甚大，据《贤者喜宴》记载，当时民间闹饥荒，疾疫也颇流行，而灭佛大臣们也多死于各种惩罚，这种深重的灾难被归咎于毁佛的恶行。于是又开始有修佛法的行动，但多流于形式化，借法混事的人则到处可见。后来威宋逐渐皈依佛法，据说在他晚年，多麦地区的佛教已逐渐兴盛。但达磨的两个儿子威宋和云丹事实上都只是在争夺和扩大自己的势力范围。他们一个统辖前藏，一个占据后藏，因而佛法在这两个地区事实上没多大影响。

从政治上说，达磨灭佛时，业已种下了不安定的因素，社会动乱，人心不安。尤其是两个王子的母后派系相互对峙，各拥自己的儿子占山为王。云丹占据卫茹，威宋则占据夭茹，经常出现火并。这样，全藏出现了大政、小政、众派、少派、金派、玉派、食肉派和食糌粑派等不同派系，实际是代表不同阶层人民的利益。《西藏王统记》的材料说明这两位王子都做了一些对佛教有利的事情。

两个王子割据的状态，加剧了前、后藏的分裂。与此同时，平民由于乱世不堪重负，起而犯上。此时甚至发展到毁坏赞普陵墓的地方，几乎所有的吐蕃赞普陵墓均在被毁坏之列，只有松赞干布的陵墓得以幸免。而两派系的内讧火并，更加重了政权的支离破碎和人民的灾难。这就是形成上述各种派系的背景。吐蕃原来管辖的吐谷浑、党项等部，也都脱离吐蕃而独立。而此时威宋之子贝科赞也被起义军杀死，其长子及次子也各投地方势力，依附以求生存，有的逃往阿里，有的逃到拉朵，建立割据政权；拉萨的云丹后裔也自立政权。他们都是地方割据势力，无力吞并他人政权，如是则形成割据局面，吐蕃政权至此正式宣告结束。

属于吐蕃政权遗留的这些后裔，分割势力，自立为王，使政治经济停滞、民生困苦。这些人在各自割据的地盘上分别成立拉萨政权、亚泽政权、阿里政权和雅隆觉沃政权。其中，以阿里政权比较强大。

在这种乱世里生活的贫苦大众，宗教就成为他们的精神寄托，统治阶级也需要用宗教来安抚人民，便于统治。此时，佛教的余烬又开始复燃，最初是在青海。11 ~ 12 世纪，社会相对安定，经济也稍有发展。佛教作为一种文化现象，丰富了人民的生活，这就形成了藏传佛教复兴的社会基础。也是在这一时期，僧侣们开始把灭佛时埋藏于地下、山洞中的佛经又取出来，称为"伏藏"，本教徒在灭佛期间把一些佛经加以改造成本教经典，这时也纷纷恢复佛经原貌。多康地区，拉萨王系的佛教恢复最快，慢慢地这股风也吹到了卫藏地区，这是佛教复兴的开端。

不久，阿里政权也大兴佛教，特意派出学者仁钦桑布去印度留学，广泛翻译显密经典，并邀请印度的班智达前来讲学。当时阿里王意希沃曾嘱人前往超岩寺迎请大学者阿底峡（982 ~ 1054 年）来传教。阿底峡经尼婆罗来到阿里时已经 61 岁，最终在西藏的聂塘逝世。他的主张是"显密贯通，观行并重"，主张用全部佛语作为僧徒行为和修持的指南，这一派称为"噶当派"。

又有衮噶宁保者，其父在后藏地区本波日山旁建造了一座寺庙，取名"萨迦寺"，由衮噶宁保住持，乃萨迦派始祖，其后代萨迦第四祖通晓五明之学，学问渊博，人称"萨迦班智达"，简称"萨班"。1244 年，他应蒙古太宗窝阔台之子阔端之请前往凉州会谈。他去世后，侄子八思巴，与元世祖忽必烈颇有来往。萨迦派显密贯通，但以密宗为主，是这一时期佛教的中坚派别。

此外，较大的教派还有"噶举派"，主张传承佛语，著名的创始人包括米拉日巴等，支派甚多。

这些教派是西藏地方势力在封建割据的社会背景下产生的。此时译出的经典主要是密宗经籍，称为新译。西藏历史上称灭佛之后佛教再度兴起的时期为"后弘期"。

1016年，出生于高昌国的唃厮啰在邈川城建国，这个政权依附于宋王朝，与后十多年由元昊建立的西夏对峙。不过半个世纪，1099年，北宋又收复邈川，唃厮啰政权灭亡。西夏政权则一度强大，构成对北宋王朝的一大威胁，北宋采取求和政策，至南宋时期，西夏也渐趋衰微，为蒙古所建的元朝所灭。

元朝时，忽必烈于1264年迁都北京以后，在中央设立掌管全国佛教事务和西藏地方行政事务的"总制院"，并封八思巴为"国师"兼管总制院的院务，元朝开始在西藏地方施政。

这时候的蒙古王室，出于政治需要，一方面信奉其土生土长的萨满教，也拉拢道教的全真派，而更有影响的则是藏传佛教各派。元朝对吐蕃的宗教采取的是怀柔政策，还建立了土司制度。随着藏传佛教传播到蒙古地区，对蒙古地区的文化产生了相当深远的影响。

明朝政权建立以后，对西番、乌斯藏等地均采取怀柔政策，给高僧大德加封名号，建立寺庙。如朱元璋曾封乌斯藏萨迦派摄帝师喃加巴藏卜为炽盛佛宝国师，封八思巴的后人公哥坚藏巴藏卜为大国师，封噶举派章阳沙加监藏为灌顶国师。明成祖封噶玛噶举派的哈立麻为大宝法王，封萨迦派的昆泽思巴为大乘法王等，密切了藏地与内地的关系。

12世纪，山南的帕摩竹巴万户长正式建立政教合一政权。到14世纪中叶，其首领绛曲坚赞继起，自立图强，以顽强的意志，最终击败了萨迦十三万户联军的进攻。其他几个政权，包括止贡、雅桑、蔡巴曾联合起来抗击，而萨迦政权也作了最后的挣扎，但均被绛曲坚赞一一击败。1349年，绛曲坚赞终于结束了萨迦政权，建立起帕摩竹巴政权，并获元朝皇帝的加封。他制定了严格的法律，包括抑强扶弱，处罚重罪者，处罚勒索贪污，杀人者偿命，盗窃赔偿等，政治清明，一时颇有起色。

明洪武五年 (1372年)，第二代法王释迦坚赞被明太祖加封"灌顶国师"，"统御西藏三部十三万户"，明政府在西藏设立"乌斯藏指挥使司"。

宗喀巴 (1357~1419年) 为青海湟中鲁沙尔地方人，14岁时，曾到乌斯藏随萨迦、噶举、噶当各派的大高僧学习。他以阿底峡噶当派的理论为基础，兼收各派之长，加以充实丰富，重现戒律，显密互助，学行相应。他在自己的著作《菩提道次第广论》中，发挥了先显后密，学行次第的理论，并纠正了当时流行的那种好高骛远的弊端，从而建立了自己独立的教派——"格鲁派"，即俗称的"黄教"。

宗喀巴建立的格鲁派，戒行严谨，符合人民期望；与此同时，一般中、小世俗封建主，其实力也得到相应的发展，也倾向于拥护格鲁派，这个教派由此迅速成长壮大起来。

在札巴坚赞(1409 ~ 1435年)的帮助下，宗喀巴在1409年创建了甘丹寺（噶丹寺），作为格鲁派的根本道场，标志着格鲁派正式登上政治舞台。不久，宗喀巴的弟子札希贝丹在1416年建立哲蚌寺，而大慈法王释迦也失则在1418年建立色拉寺。甘丹、哲蚌、色拉三座寺庙遂发展成为西藏最大的三座寺院。明成祖曾邀请宗喀巴到北京访问，宗喀巴以病辞谢，派其弟子释迦也失入京，明朝封他为大慈法王。他还在青海民和地方修建灵藏、弘化二寺，是首先把格鲁派向卫藏地区以外传播的人。

宗喀巴于1419年逝世。他的两个弟子继承了他的事业，一个是克珠杰，后被追认为第一世班禅；另一位是根敦珠，

103

后被追认为第一世达赖喇嘛。

与此同时，内蒙古土默特俺答汗的势力强大，他迎请索南嘉措（三世达赖喇嘛）。索南嘉措劝他行仁政、严纪律，俺答汗接受规劝，而蒙古的诸台吉以彻辰洪台吉首也发愿弃恶行善，接受了藏传佛教格鲁派。俺答汗赠给索南嘉措"圣识一切瓦齐尔达喇达赖喇嘛"称号，"圣"即超凡之人；"识一切"是藏传佛教对在显宗方面取得最高成就的僧人的尊称；"瓦齐尔达喇"是梵文，意为"执金刚"，也是藏传佛教对在密宗方面取得最高成就的僧人的尊称；"达赖"是蒙古语"大海"之意；"喇嘛"是藏语"上师"之意。索南嘉措得到了达赖喇嘛的称号，他又向上追认了两世，自称三世达赖。索南嘉措赠给俺答汗"咱克喇瓦尔第彻辰汗"称号，"咱克喇瓦尔第"是梵文，意为"转轮王"；"彻辰汗"是蒙古语，意为"聪明睿智之汗王"。蒙藏关系在新的历史条件下重新建立起来了。格鲁派于是从藏、康、青传播到蒙古地区一带，影响甚大，以后甚至传播到新疆地区。

索南嘉措在 1586 年再度入藏，明朝派人封他为"多尔支昌"（意为持金刚），并邀他进京，他于途中因病圆寂。

此后，俺答汗的曾孙云丹嘉措（1589 ~ 1616 年）被认定为第四世达赖喇嘛。

二、南北学派争鸣

医学发展史表明，当医学发展到一定水平时，尤其是经典的医学著作出现之后，医学的发展有了较坚实的基础，随着对经典著作的阐发，不可避免地会出现不同的意见，这种不同的学术见解与其所处的不同社会条件、人文科学及自然环境的差异密切相关。藏医发展史上的这一时期，正是在经典医著《四部医典》著成后，经过长期埋藏又重新问世，经诠释修订并定型的阶段，也即出现了不同的学术派别，这对藏医学的发展具有重要的推进作用。

14~16 世纪这 200 多年间，先后出现了不同的学术派别，各抒己见，互相学习和切磋。其中最具有代表性的为强巴学派和舒卡学派，又分别称为北方学派和南方学派，或简称"强派"和"舒派"。

强派的创始人主要是强巴·朗杰札桑（1395 ～ 1475 年）。他出生在藏吉祥昂仁地方。幼时本名嘉如·达玛仁增，自幼聪颖，据说 5 岁时即能写字。10 岁时，即开始广泛学习五明学，先后拜师甚多，其中包括嘎阿巴·班觉西饶、仁钦巴桑、桑格坚参和印度学者金刚座之堪布·夏日布札、班钦·那吉仁钦、珀东·却列朗杰等。学习内容包括显密经法，并精通各门知识。在霍尔嘎西瓦·桑格坚赞门下受业时，他受居士戒而改用法名朗杰札桑。后因贡噶札西坚赞巴桑巴的推荐，明成祖封他为大司徒。他以雄辩而著称于世，40岁以后，开始著述，曾行善修建佛塔、佛像。他著作的范围也颇广，包括五明学中之内明、声明、工巧明等，医学著作主要有《八支集要·如意宝》《医药宝匣》《九绝症论说》《三百六十医法辨别》；他对《四部医典》各续有比较多的研究和论述，著有《根本续·释义明灯》《论说续释·显示释义明灯》《后续续释难·万想如意》等多种。

强巴·朗杰札桑的弟子很多，其中的米尼玛·通瓦顿丹最为有名。他又名强巴·贡觉仁青，其父索朗多吉是古代赞普后裔。通瓦顿丹曾到过印度拜师学习，其中有大班智达·纳吉仁钦，以及藏地大译师索南嘉措、强巴·朗杰札桑和曷迪·班旦措杰，他广泛学习各种知识，认真学习了《月王药诊》《八支诠释》《内外秘三层之释》《秘不外传二十五部》等，还学习过十八分支的伏藏文献和《甘露宝瓶》，包括佛语部灌顶及《水神外传二十五部》等。他学识渊博，著作甚丰，计有《四部医典·四相庄严》《四部相续》《四部医典教诀》《殊胜总药》《神奇总药》等，他的著作发展了其师朗杰札桑的理论。

继承通瓦顿丹的学术体系的是其子拉尊·扎西贝桑。他继承家业，从祖父、父亲处接受医学教诲。后来又从许多老师学习，包括学习医学方面的内容。其著作包括《论述续注释·箴言珍宝》《后续续释·如意宝库》《四续论说·如意树》等。

札西贝桑的儿子索南·益西坚赞，幼时承父业，随父习医，熟谙医理。他综合《四部医典》传统派和伏藏派的特点，并结合百部佛语中之灌顶和水神、仙人修法，独树一帜，著有《医学概论·放开白莲之日》《论说续释·阅后义成》。他还担任过布巴的御医，可惜英年早逝。

强巴派由朗杰札桑开始，一直到益西坚赞，是世代相续的，成为北方学派的主流代表。事实上，北方学派还有另一个分支，就是贡曼巴所创的"堆派"，由贡曼巴·贡曲德勒所创，他学识渊博，在其所著之《教诫红函》一书中，提及小儿耳部脉诊的诊断法。据西藏藏医院原院长强巴赤列说，其书中提及的此种方法，乃古象雄时期本教的祖师的长子杰布赤西所创。除《教诫红函》外，贡曲德勒还著有《黑函》《花函》《后续续释难明灯》《药名释论》《续义难点释解》等多部著作。

贡曲德勒的外甥贡曼·贡曲彭达于1511年生于西藏南方的曲如芒琼地方。他幼年丧父，由其母督促向贡曲德勒学医。贡曲德勒除了教授《四部医典》和印度的八支典籍及十八部医书等外，还将自著的《教诫红函》授予他。经过刻苦学习，他精通医理、学识大增，终成名医。之后，他漫游四方，为人治病，边实践边提高，又从昌迪家族的曲杰札西学习，聆听印度医方明著作，为藏医学做出了许多贡献。他的医著甚多，重要的包括《根本续释·明鉴》《医学集义》《躯体部位阐释》《水银提炼法之要义》《宝丸名录·珍珠》《传授札记百方》等。由于他云游各地，名声遍及雪域，并曾在郭希热塘地方朝拜过藏医医圣的宝座及其遗物，其弟子多达数百名，故有"雪域藏医顶饰"的美誉。但由于树大招风，也招来同行之妒忌，竟被一藏医雨东巴所暗算。此事令人想起汉族古代名医扁鹊也因医术高明而招来大祸，被秦太医李醯所弑之事。一代名医，竟如此终结，令人惋惜。

其他突出的藏医也不少，但较为杰出的当推布措哇·元丹嘉措。1516 年他生于萨迦的下布堆地区。他继承家业，自幼习医。早年曾先习佛法，专修佛经典籍，崭露头角，被誉为文殊化身，甚有前途。后因其兄病逝而弟又年幼，为使其家传不致断绝，因而改习医学，以继承其家业。由于基础扎实且聪颖过人，不久即能掌握《四部医典》；后又专门赴拉堆向贡曲彭达请教，在其门下习医，尽得其传，深得其师的赏识，所学包括教诫闻承、体腔区位图解及药物鉴别等。学成后他回归故里，在一次偶然的机会中，收得弟子多比·曲载，其人智慧超群，有青出于蓝而胜于蓝的潜力，布措哇认为两人有缘遂结为师徒。布措哇英年早逝，贡曼巴世系的医术得以由多比·曲载传承。

多比·曲载又名檫绒·班丹坚赞，生于1535年，初习佛法，后因患痢几至濒死，因获救而决心习医，未几已熟读《四部医典》，后又拜布措哇为师而精通医理，声名大振。曾拜谒宇陀巴故居，并广施布施于其后代，其著作包括《热病疗法小册》《喉蛾及热病疗法》《肺病治疗小卷》《痛风治疗小卷》等。

北方学派中还有另一传承人即勒珠贝，曾受皇帝册封，为朗杰札桑之大弟子。其医业传于其子西绕贝丹，后者又传于其子伦汀格玛，后者又传其子丹巴达杰。由于偶然的机缘，丹巴达杰被收为拉尊·札西白桑的继承人，并被札西白桑亲授许多秘法，后丹巴达杰也继承父业，终成大医者。其子名伦汀·堆孜久美，也是一代名医，曾任觉朗·贡噶宁布的太医，并主管《四部医典》的审定工作，其著作《医疗实践·如意珍宝》甚有影响，被后代学者所重视。他还是精于绘制唐卡的大师，对后代医药唐卡制作也有所影响。后来，他的儿子伦汀·朗杰多吉也继承他的事业，名噪一时。

以上以强巴·朗杰札桑为创始人的北方强巴学派，包括米尼玛·通瓦顿丹、贡曼巴家族及伦汀家族，形成了北方学派的主流，有自己的医学理论及特点。他们以《四部医典》为基础，吸收八支医学的某些精华，结合自己的丰富的实践经验，根据北方的自然环境，如气候、地形、物产及人们的生活方式等，对寒性病的治疗有独特的体会，对北方常见的风寒湿病也十分善于治疗，擅长艾灸疗法、放血术等，对当地药草的特点、药性及分类，均有独到的见解，在涉藏地区现仍存在一些北方学派独特的医著。

此时期的另一学派是南方学派，其代表人物为舒卡·年姆尼多吉，故又称舒卡学派。他于1439年出生在塔布地区的苏卡吉嘎，父亲仁宗彭措也是有名的医生，因此，他从小习医，又从其他名医如曼顿、旺秋桑布等学习，研习各门学科，包括医方明。据说宇陀巴曾托梦嘱他对《四部医典》进行修订，厘正讹误。他天资聪颖，16岁时即著《千万舍利》，全书416品，由此而声名大噪。他对《四部医典》的理解颇有独到之处，发挥甚多，其著作包括《四部医典释论·精细琥珀》《续义释说·银镜》《自他皆益之教诫》《格言阳光》《四部医典广注·水晶彩函》等。他还曾经与山南塔贡的湟、洛、恰、埃、娘、贡等地的医生们相聚研讨医药著作，包括《珍宝药物形态识别》《药味论说·铁鬘》《甘露池》《甘露库》等，还讨论了有关药物的性味、功效、本质和产地、主治病症等，从而使这一地区的医学繁荣起来。后世一般均认为他是舒卡派的代表人物，可惜他英年早逝，只活到 36 岁便与世长辞。

据五世达赖及其摄政王桑杰嘉措的记载，他们认为南方学派的始祖是旺久札巴。他的原名为比丘蔡巴·旺久札巴，他是一位部落领袖索朗仁钦的老师，而索朗仁钦是松赞干布法王的后裔。他的次子叫仁增平措，后者育有三个儿子，长子阿沃曲吉就是我们所介绍的年姆尼多吉。

年姆尼多吉门徒众多，各有所长，其中有的熟练妙诀，有的精通论说，有的则是圆满羯磨的实践名家，可谓桃李满天下。

年姆尼多吉重要的弟子包括查温·索朗札西，在《医学概论·银镜》中提到他对后续医典进行刻印，这可以说是一种最早的刻印本。另一弟子金巴·次旺是年姆尼多吉的再传弟子。他除著有关于《四部医典》的注释内容外，还著有《医疗实践·延寿百部》《医疗总义·如意箴言》，对《四部医典》的来源有精辟的见解。而金巴·次旺本人的著作《词意太阳》，则是对《根本续》的注释;《安乐如意》是《秘诀续》的注释;《显明实践》一书则是对《后续续》的注释,另有《福寿百篇》等著作。以上几位都是南方学派的早期医家。

南方学派最为杰出的医家，当首推舒卡·洛最给布

（1509～1573年），又名列协崔，这是由第八世噶玛巴为他起的名字，他还有噶丹赤列为他在剃度时所起的名字叫班旦顿珠朗杰。他幼时就出家学习佛学，并拜许多名医，如朗普曲吉为师，广泛学习医著，包括《四部医典》《千万舍利》等，甚至北方学派的著作，他也认真学习，还向强巴·扎西白桑的后代本仓·彭达瓦和阿里的恰曼仁钦等学习。古天竺医著如《八支》及其自释《月光》，这些著作他也认真学习过。晚年，他特别致力于研究《四部医典》，并有不少独特的见解。他十分希望能找到新宇陀亲校的《四部医典》，特别到后藏地区去访书，在那里，他得到旺杰查巴的帮助，得偿所愿。他对访得的手抄本进行了十分认真地阅读和校对，前后共花费4年的工夫，着重校阅和阐述了"根本医典"和"论说医典"。在此基础上，他著述了《根本续和论说其续释论·祖先训述》，也对"后续医典"中有关脉诊及尿诊的部分加以论述。这在当时可以说是对《四部医典》有关部分最权威的论述，至今仍为学习藏医的重要参考书。后来，他又来到山南的扎塘地区，在雅加巴的赞助下，把《四部医典》交付刻版。这也是该书最早的刻本，现时我们所见到的扎塘版《四部医典》，就是他当时亲自校订过的版本。这是他对《四部医典》得以流传至今所做出的巨大贡献，为后世所称道。

　　洛最给布不仅学识渊博，对藏医学贡献甚大，且医德高尚，堪为后代师表。如他虽然与北方学派在学术见解方面并不一致，但仍然广泛学习北方学派的长处，甚至拜北方学派名家为师，其虚心学习的态度动人。在他的众多著作中，有《论经之驱暗明灯》，此书特别指出《四部医典》是藏医学家自己的著作，而不是一部佛经。在这一点上，他与北方学派某些学者认为《四部医典》乃佛祖之教诫是不相同的。他的这一结论是建立在对《四部医典》和藏医发展历史的深刻理解上的，对后世具有重要的指导意义。

　　南方学派的学术见解与北方学派有些不同，由于地处南方，较善于用寒凉药物，治疗温热一类病症。尽管学派之间的意见不同，但彼此间并无隔阂，而是相互学习，取长补短，这是有利于学术进步和发展的。例如，尽管洛最给布是南方学派著名的代表人物，成就非凡，但他还是十分仰慕北派的重要人物米尼玛·通瓦顿丹，曾经常与通瓦顿丹联系，要求其收为弟子到北方学习。

　　学派的存在，是对不同医学问题从不同的角度理解而逐渐形成的，有其社会背景及自然条件的依据。这种形势是历史发展的必然，对于学术的进步有积极意义，也为其后医学的进步和飞跃奠定了基础。17 ～ 18世纪藏医学的繁荣与南北两个学派及其他学派的存在有密切的关系。

三、其他学派及重要代表人物

把这个时期称为争鸣时期，不仅因为有南北两个不同的学术派别，各有自己的医学主张和见解，更因为除了这两个著名的学派之外，还有一些较小的学术派别，他们处在不同时期、不同地域，也都有自己的特点。

流传在萨迦、阿里一带有一个称为"上部学派"的学术派别，这一派别的创始人为贡嘎瓦·却杰多吉。他的学术渊源于萨迦政权时期的昌狄学派。当时的名医昌狄·班旦措吉，精研古印度的医学《八支药方》，对《四部医典》的造诣甚深。他对于人体解剖和药物辨认有独到的见解，并曾创用唐卡的方式向学徒们解释解剖和药物，独树一帜。他的著作甚多，包括《辉煌医史》《解剖明灯》《四部医典释难》《药物蓝图》等。却杰多吉就是继承昌狄学术观点的，这些观点与上面提及的北方学派基本相似，因而人们认为它事实上是北方学派的一个分支。事实上，上部学派（或称堆派）的另一创始人贡曼·贡曲德勒是这一学派的理论奠基人，他在精研雪域大部分医著，吸取众多的藏医理论家学术精华的基础上，著有《教诫红函》一书，载有许多宝贵的实践经验。由于贡曲德勒的突出贡献，后来把他们开创的这个学派称之为"贡曼学派"。贡曼学派的著名学者包括贡曲德勒、贡曲彭达、布措瓦·元丹嘉措和察绒·班丹坚赞，他们的理论与北方学派的基本相似，因而被认为是北方学派的一个分支派别。

南方学派也有其分支学派，它是由舒卡·年姆尼多吉的二传弟子恰布本钦·多吉帕南开创的，他著有《恰布本钦医学史》，还有《四部医典各续释论》《千万舍利目录》，对南方学派的理论有所发挥。由于他在南方下部地区弘扬医理，人们又称这一学派为"下部学派"，其传人包括达哇旺布、仁汀·洛桑嘉措和昌松·丹增杰布。"下部学派"为藏医学的发展也做出了自己的贡献。

在这一历史时期，还先后出现过许许多多著名医家，他们或比南北学派早，或者是同一个时期的医家，其医学主张并不属于其中的任何学派，但他们对藏医学的发展也做出了自己的贡献，下面择要介绍几位重要代表人物。

11世纪，出现了一位对《四部医典》的发展做出重要贡献的人物，他叫德敦·查巴恩协（1012～1099年）。他的原名叫旺秋巴瓦，他根据早先一位预言家祥伦·多吉顿堆的预言，从桑耶寺的宝瓶形柱子的下面挖掘出《四部医典》。这部藏医经典在著成以后，依密宗始祖莲花生的劝诫，据说赤松德赞埋藏在该寺，在后来达磨灭佛时幸免于难而保存完整。查巴恩协对该经典进行了阅读，还撰写了一些论述文字。然后，他把这部经典交给了维巴塔札，后者又把这部书传给堆顿·贡却加布，最后传到了宇陀萨玛·云丹贡布手中。

对于《四部医典》这部医经的传承过程，历史上曾有不同的说法，以上所讲的只是其中的一种说法。但不论何种说法，《四部医典》是在赤松德赞在位时期，由藏族医学家老宇陀所著成，后被秘藏起来，到11世纪才被重新发现，并最终传到小宇陀的手中，这一说法大致一样。

这里需要再提出一位著名的藏族翻译大师，即洛钦·仁钦桑布（958～1055年）。据说他资质聪颖，两岁时已能念诵字母密咒。13岁时剃度受戒，并开始学习藏文，背诵佛经。在他17岁时，阿里古格王意希沃选派了20名青年去印度学习，前后历时15年，他也是其中之一，回藏地已30多岁了。回藏地后，他在阿里的托林寺长期驻锡，并在这里大量翻译和校订佛经，共译出显教经典17部、论33部、密教怛特罗108部。不仅如此，他还把大量把梵文医著译成藏文，据《大藏经·甘珠尔》所载，仁钦桑布所译之医经包括《八支心要集》《八支心要论》《八支心要词义诠释月光》等。

这一时期还有一位名医叫唐东杰布（1361～1458年），

他出生在后藏的沃加拉考地区，是藏传佛教噶举派的一位大师，精于医方明、工巧明。曾先后随9位大师学习新旧密教经典，并建造铁索桥50座、木桥60座。在医学方面，他创造了白丸、红丸，前者可治疗内科百病，后者主要治疗瘟疫流行病，颇受雪域人民的尊敬。

另一位名医为喜饶仁钦（约14世纪后半叶 ～ 15世纪初），他出生在西藏达仓地区，通晓佛学，擅长医学，曾对脑的功能有精到的论述，说脑子是"五官六神依其明，长圆形似沙柳根，位居人身上首部，是故将其称脑名"。他著作也不少，重要的包括《贤者夺魄》《医学通义》《医疗发展史》等。

总之，这一时期名医辈出，各有自己的学术特长，其影响所及，远达今蒙古地区，对蒙古族医学的交流融合发展，具有重要影响。

第五章　藏医药向外传播的繁荣时期（17 世纪中叶～20 世纪中叶）

在古代藏医学发展史上，这个阶段算是一个全面发展的繁荣时期，各方面取得了相当大的成就，这与这一时期所处的历史背景和客观条件是密不可分的。

一、历史背景

17 世纪初，帕摩竹巴政权衰落，噶玛·敦迥旺布崛起，推翻了帕摩竹巴政权，并拥立第十世噶玛巴法王曲引多吉，史称藏巴汗。藏巴汗政权统治西藏的时间很短，但在促进藏医学发展方面却做了一件好事，即当时的一位名医措其·贝玛布曾在日喀则举办藏医学习班。不久，上部学派南卡德列的儿子次瓦仁增也加入了开办学堂之列，一改传统的师徒秘密授受的教育方式，可惜这所学校在政权灭亡后也就销声匿迹了。

这个藏巴汗政权信奉噶举派，迫害格鲁派教，此时，五世达赖阿旺·洛桑嘉措与第四世班禅罗桑确吉坚赞联合和硕特部的固始汗入藏"卫教"，1642 年固始汗派兵灭掉藏巴汗政权。

这一时期，西藏与内地清王朝发生了极为密切的关系。格鲁派的势力极大，已经到达蒙古地区。满族建立的清王朝虽未以黄教为其唯一的宗教信仰，但对格鲁派很有亲和性，大力扶持，以利于其统治。

清军入关后，清朝设理藩院统理边疆少数民族的事务。乾隆时期，理藩院设尚书 1 人，为最高官吏，下设左右侍郎各 1 人，仅次于尚书，一般由满洲贵族充任；另设额外侍郎 1 人，从蒙古族的贝勒或贝子中选任。在尚书和侍郎之下，则设立旗籍、王会、典属、柔远、徕远和理刑 6 个清吏司，分掌统治边疆各少数民族之事务。其中的典属清吏司是掌管西藏、青海、甘肃、四川的活佛转世事宜及西藏的政治、军事、经济、司法、朝贡及赏赉事务的；而柔远清吏司则是掌管西藏的噶伦的年俸及甘肃喇嘛的进贡等事务的。

清廷充分利用格鲁派在蒙藏人民中的威信大力扶植。如顺治皇帝就邀请五世达赖喇嘛阿旺·洛桑嘉措到北京，并在此前专门为他修建了一座西黄寺供其居住。五世达赖在北京期间，顺治皇帝亲自会见，赐予仪仗、金银及财物。在离京返藏时，顺治皇帝册封他为"西天大善自在佛所领天下释教普通瓦赤喇怛喇达赖喇嘛"。1780年，六世班禅丹贝益西到北京给乾隆皇帝祝寿，清廷也特意为他在热河修建须弥福寿寺供他居住，此寺系仿照扎什伦布寺而建的，乾隆帝还派太子迎接、赐用皇帝乘用的黄轿仪仗，到京后，乾隆帝亲自接见，赐予厚礼。对于蒙藏各地的少数民族宗教上层人士清朝也十分礼遇。如佑宁寺的二世土观阿旺·却吉嘉措到京觐见康熙帝，也依大呼图克图之例，驻锡黄寺，又如佑宁寺的三世章嘉呼图克图国师若白多杰受到乾隆的信赖。清廷还在蒙古地区建立章嘉呼图克图和哲布尊丹巴呼图克图活佛系统，以统治内、外蒙古地区。

五世达赖是藏族历史上一位很有作为的领袖人物，为社会安定和发展做出了很大的贡献。这期间桑杰嘉措被他任命为第司，管理西藏的政务。在桑杰嘉措任职期间，他大力发展了藏族文化，修缮和扩建了布达拉宫，使这一大型宫殿成为西藏地方政权的统治中心。

1682年，五世达赖去世，此时，第司·桑杰嘉措出于对格鲁派统治的利益，当然也有他本人的政治利益在内，秘而不予发丧，并继续以达赖的名义统治西藏，且私立仓央嘉措为第六世达赖喇嘛，企图把和硕特蒙古汗王的势力逐出西藏。

于是，他私下勾结他的密友、准噶尔部的噶尔丹反对清朝。噶尔丹与和硕特部交恶，素有消灭和硕特并进而取代清朝地位的野心。后噶尔丹被清军所败，从而泄露了桑杰嘉措隐瞒五世达赖逝世的消息。康熙帝原想兴师问罪，后了解到桑杰嘉措所派来人陈述其秘不发丧之理由后，又考虑到刚用兵于准噶尔，内地需要休养生息，终以不生事为贵而宽宥其罪。1703年，拉藏汗在和硕特部继承王位，与桑杰嘉措的矛盾极为尖锐，后来桑杰嘉措在拉藏汗突袭拉萨的战争中被杀。

第司·桑杰嘉措在西藏历史上是一个有争议的人物，我们在这里只是把他从发展藏族文化的角度来看待，如他扩建和修缮布达拉宫，进行了整理、修订和撰述藏文化中的医药学、天文历算学等工作，促进了藏族文化的发展。从科学技术史的发展来看，第司·桑杰嘉措是一位有突出贡献的科学家。

为吸取教训，清廷在西藏地方废除了第司的职位，改设由4名噶伦共同管理西藏政务，这4名噶伦即康济鼐、阿尔布巴、隆布鼐和颇罗鼐。和硕特部的罗卜藏丹津妄图恢复昔日统治西藏的幻想，竟勾结准噶尔部叛乱，后被清廷平息。此后，清廷将青海蒙古改制为5部29旗，藏族的部落只许在黄河以南地区活动，并恢复以往的土司制度，解除其与蒙古和硕特部的关系，以稳定局势。后来西藏噶伦政府内讧，互相残杀，阿尔布巴杀害了颇罗鼐，最后由清廷派兵平定。原先，清廷扶持颇罗鼐执政，在他执政的 20 年间，社会基本安定。但颇罗鼐死后，西藏又陷入混乱，后被清廷平定后再次进行改革，设立噶厦政府，由清廷所派驻藏大臣进一步加强管理。

18 世纪 80 年代末，廓尔喀部（即今尼泊尔）入侵西藏，西藏地方政府以贿赂方式求和，致使廓尔喀人于 1791 年再度入侵，大肆掠夺扎什伦布寺，甚至直逼拉萨。此举使清廷震动，命福康安率大军讨伐，大败廓尔喀兵，廓尔喀不得不求降进贡，并退还所掠财物。有鉴于此，清朝于次年颁布《钦定藏内善后章程二十九条》，明文规定了驻藏大臣及官吏的职权、守则和章程。其中对驻藏大臣的职权给予更多的权力，包括驻藏大臣的权力与达赖、班禅居于平等的地位；赋予监督、指挥西藏僧俗文武官员及寺院管事喇嘛之权力；有权处理西藏对外的事务；负责稽查财政机构的收支情况；有权监督或罢免达赖和班禅的转世事宜。这一章程加强了西藏与内地的密切关系。相对地说，在章程实施之后，西藏处在一个较稳定的状态。

19 世纪是西方列强兴盛的时期，它们向外寻找市场，扩张殖民地。大清帝国在帝国主义列强洋枪洋炮的攻击下，逐步沦为半殖民地半封建的社会。清朝在鸦片战争以后，日益衰败，自顾且不暇，对西藏就更是难以兼顾了。事实上，早在鸦片战争之前，就不断有西方"探险者"进入西藏。如1774年，东印度公司的波格尔在后藏扎什伦布寺见到了六世班禅，探询在藏、印间建立通商关系，被六世班禅所拒绝。1783年，又有英国人特涅来到日喀则，要求介绍到拉萨商谈通商事务，西藏的地方政府以特涅等人私自入藏，刺探消息，认为是一种间谍行为，再次予以拒绝。

1811年，英国人曼宁来到拉萨，会见九世达赖喇嘛，最后被驱逐出境。此后，英帝国主义先后侵占了不丹、尼泊尔和哲孟雄（锡金），这就打开了由南亚进入西藏的道路。

从此以后，西藏地区已经成为帝国主义侵略的前沿，战争频仍，帝国主义胁迫清廷及西藏地方政府先后签订许多不平等的条约。

辛亥革命后英帝国主义也乘机大举干预西藏事务，乘清廷驻藏大臣系统瓦解之际，操纵一些亲英分子宣布所谓"独立"，充分暴露了帝国主义侵吞西藏的野心。

1919年，当时的政府指令甘肃派代表进藏，与十三世达赖直接接触谈判。十三世达赖表示要"倾心内向，同谋五族幸福"，并表达决心："嗣后关于藏内一切事件，仍望始终维持，以餍倾向之念。"

国民党执政时期，在西藏地方的内部，由于英帝国主义从中插手，西藏地方局势时有不稳。1933年，十三世达赖喇嘛圆寂。之后，由热振呼图克图摄政，国民党政府追封十三世达赖喇嘛为"护国弘化圆觉大师"，并在拉萨设立蒙藏委员会驻藏办事处。1939年，十四世达赖喇嘛的灵童由青海到拉萨，次年举行坐床典礼。此后的十多年间，政局仍然是不甚安定，一直维持到1951年西藏和平解放。

二、第司·桑杰嘉措对藏医学的贡献

第司·桑杰嘉措（1653～1705年）是古代藏文化史上一位杰出的科学家。他在藏历第十一个绕迥的水蛇年七月出生于拉萨北郊娘热地方之仲麦，其父仲麦巴·阿苏，母名普赤杰姆，其叔叔名仲麦巴·赤烈嘉措。赤烈嘉措曾经在达延汗和五世达赖属下担任过第司之职。幼时，桑杰嘉措由叔叔抚养，因而所受教育比较正规。8岁时，他被叔叔送入布达拉宫，在五世达赖尊前受到达赖宠爱而亲自培养，广泛学习五明之学，包括天文、历算、医学等自然科学方面的知识。他的导师都是五世时期的大学者，如伦订·朗杰多吉在药物方面特别有造诣，授他以药物学的理论知识、鉴别方法；达尔巴译师授他以历算学及声明学；鲁国喇钦·俄吉旺布授他以术数和语言学等。其他老师还包括巴登彭措、章瓦·龙迪格巴、拉西那姆杰勒等。由于他的天资聪颖，加上勤奋刻苦，很快就掌握了大量的知识，在医学、天文、历算方面，尤其出众。据说在 18 岁时他已能熟练背诵《四部医典》中的三部医典。27 岁时，由于其才华出众，被五世达赖喇嘛任命为"第司"。

1705 年，桑杰嘉措在激烈而尖锐的政治斗争中被其政治对手拉藏汗所杀，年仅 53 岁。终其一生，其在政治上的是非功过，历代史学家，包括藏族史学家在内，褒贬不一，本书对此不予置评，盖因本书是专门论述藏医学之发展历史的。在藏医学方面，他的著作和创造都具有划时代的意义和历史影响。他是一位藏族科技史上的巨人，值得予以肯定。以下仅就他在医学发展过程中的重要成就加以简要的介绍。

1. 整理《四部医典》，编撰《四部医典蓝琉璃》

前面也已讲过，《四部医典》是藏医学发展史上最重要的经典著作，于公元 8 世纪末由宇陀宁玛·云丹贡布参考其前代的医著，包括汉族中医学、天竺吠陀医学等医学的成就，以本民族的医药经验为基础，加以总结、综合而成。此书著成后，适值本佛斗争相当尖锐之际，经由天竺请来的密教祖师莲花生建议，将它埋入桑耶寺收藏，因而在随后朗达玛灭佛期间得以免于浩劫。以后经其十三代孙宇陀萨玛·云丹贡布的重新整理编次，增订修改而成为后代所遵循的医经。后代医家对此经典均十分敬重，奉为宝典，为学习藏医学必读之医经。许多医家均对它进行诠注训释，尤其是 14～16 世纪时期的南北两派藏医学家，都根据自己的实践经验与体会，加以训释，见解不同，观点各异。在古代，印刷术尚未普及，全凭传抄记录，要看到原著是十分不易的。而且传抄笔录，错讹在所难免，医学为治病救人利他的伟大事业，人命关天，亟须对医学中的经典著作作出权威可靠的论释和整理。南方学派学者舒卡·洛最给布在扎塘地区整理，获雅加巴资助得以刻印的扎塘版《四部医典》是比较通行的可靠版本，此书在 16 世纪上半叶刻成，使《四部医典》的传布得到比较可靠的版本，减少了混乱。

第司·桑杰嘉措在五世达赖阿旺·洛桑嘉措的关怀下，首先对不同版本的《四部医典》进行校对阅读，当时他所看到的版本包括：

宗嘎刻版：在今阿里地区的宗嘎刻印，由索南姆狄资助，仁钦贝桑负责，阿巴·格隆札西、曲吉·贡嘎坚、然姆强巴和却迪等四人校对。

岗布刻版：在今工布江达地区的岗布刻版，此刻版由岗布·诺杰巴负责，由门拉顿珠负责校对工作。

达丹刻版：在今日喀则地区的达丹地方刻印，此刻版系由吉尊·贡嘎宁布和贡嘎坚赞先后负责，由伦汀·都孜吉美校对一遍。

普同刻版：在普同地区刻版，负责人员失载。

在所有的各种刻本中，当以南方学派著名医家舒卡·洛最给布负责校对过的扎塘版最为可靠。此版在刻印时曾经五世达赖的亲自过问批准。据记载，五世达赖本人曾熟诵《四部医典》中的三部，即根本医典、论述医典和后续医典。他还广泛阅读过有关的参考著作，包括《甘露宝瓶》《千万舍利》《验方集成》等，深知《四部医典》在藏医学学习方面的重要意义。因此，当时他的侍医强温·那松达杰在要求重刻扎塘版《四部医典》时，他当即予以同意，并命令桑杰嘉措过问此事。在刻印时，曾由洛本·顿珠白瓦等人校对一遍；另由侍医达磨·曼然巴·洛桑曲札以《十八分支》原著中有关篇章进行校对。与此同时，洛桑曲札还和南姆林班钦一同找到早先的重要医著《祖先口述》《后续医典》《论述医典》和《根本医典》中有关脉诊和尿诊的原著版本，也要求一并准予刻版，五世达赖不仅予以同意，而且他本人还亲自参与了这些刻本的校对工作，足见其对医学事业的重视。这些有关《四部医典》的刻版、校对的任务，当时都有桑杰嘉措的参与。

桑杰嘉措先后曾监督过对《四部医典》的三次刻印。在第三次刻印扎塘版《四部医典》时，他已经发现其中存在的不少问题。他认为，《四部医典》在藏医史上占有重要地位，但历代医家对它的内容却有些任意解释，甚至有歪曲原意的。他更认为，除了南、北学派的经典医家如强巴·南杰札桑、米尼玛·通瓦顿登和舒卡·年姆尼多吉等人之外，其他医家都有不同程度的曲解，犹如市场上出售的牛奶以水掺假一般，对古人是十足的不尊。他与五世达赖具有同感，即扎塘版《四部医典》在校订时，擅自移动章节的次序，还有相当多的错别字、缺字、漏字。桑杰嘉措如实向五世达赖作了报告，五世达赖深表同意，并且示意有必要把这些错漏之处加以纠正修改。这也就是桑杰嘉措后来编写《四部医典蓝琉璃》的主要动机。

五世达赖在重刻扎塘版《四部医典》时，曾亲自撰写过后跋，赐予刻版颂词。其中有几句颂文写道：

> 妙哉圣续如意宝，
>
> 强舒智者虽擦拭；
>
> 依靠萨茗之勤奋，

洗净其余之污垢；

重刻医典圣意宝，

愿施法财之成就。

这是扎塘版《四部医典》在布达拉宫刻印时所写的。后来，德格印经院予以大量翻刻这一版本，颁行各地。

为了对《四部医典》进行彻底的阐述，桑杰嘉措本人做了许许多多准备工作，如上述对不同版本的《四部医典》进行互校。他还对《秘密医典》中有关传染病的部分作了补充和发挥。在1690年，他首先编撰《秘密续补注·斩除非命死绳之利剑》，共133章，这是在原92章的基础上扩充而成，其中如对喉蛾、疔毒、感冒、赤痢等原书写得不够明白之处，他根据《甘露万明》给予补充。他又增补了《瘟疫十八种》一章，对传染病的预防、治疗、咒诵、治法、配药等都详加论述，对于战胜传染病病魔，使病人免于夭伤横死，具有十分重要的作用。又如他所描述的"仲萨"这种病证，乃牧区相当流行的传染性极强的病证，桑杰嘉措予以详述其防治方法，这种现代称之为"布鲁氏杆菌病"的病证，在书中有相当详尽的介绍，对于牧区牧民健康贡献极大。桑杰嘉措在这个基础上编成了《秘诀补遗》(藏名《兰塔布》)，尽管这部著作最终后于《蓝琉璃》成书，但其准备过程仍然是桑杰嘉措为著成《蓝琉璃》的重要基础工作。

　　为了慎重起见，除了以上的一些必要的准备工作而外，桑杰嘉措还进行了大量的参考阅读。其中医药著作则包括《月王药诊》《八支药方》《月光》《百方篇》《龙树菩萨养性方》《水银药方》，象雄传来的《王轮医函》；古代医书《黄色比吉经函》《甘露精华全集》《化险为夷妙方》《十八分支》，还有《宇陀·云丹贡布恰尺码》《所需可得》等。

　　在以上厚实的基础上，1688年，也即在35岁时，桑杰嘉措开始了他的《四部医典蓝琉璃》一书的写作。通过对历代医家对《四部医典》的不同诠释，桑杰嘉措对之进行比较和分析，去粗取精，去伪存真。由于他丰富的实践基础和广博的基础知识，仅用了一年的时间，便完成了这部巨著的编写工作。由于桑杰嘉措所处的政治地位，他有条件阅读一些在民间并不易看到的珍贵资料，因此，《蓝琉璃》的内容远非一般注家的著作所能比拟。

　　《蓝琉璃》原书全名为《医学广论药师佛意庄严四续光明蓝琉璃》。据说，撰写的注释、正误、补遗等内容方面，其篇幅与《四部医典》原著几乎相等，约有1200藏式（梵策式）书页，等于一箭长的厚度。如此巨著由他一个人单独完成，如果没有坚实的功底、丰富的知识和坚韧不拔的敬业精神，那是不可想象的。

《蓝琉璃》一经问世，就产生巨大的影响，由于《四部医典》的内容是用偈颂体写成，又属古代藏文，即用言简意赅的韵体文写成的，相当难懂。为克服这一缺点，桑杰嘉措用的是白话体的叙述文字写成，其内容通俗易懂，为后世所推崇。当阅读《四部医典》而碰上晦涩难懂的原文时，读者可以在《蓝琉璃》的相应章节中找到明白易懂的解释。后人甚至通俗地把它比喻为打开《四部医典》这把金锁的钥匙；尤其是后代医家对《四部医典》原著的训释产生歧义时，总是以《蓝琉璃》的诠释作为标准答案予以遵循，可见其影响。它一直被后世尊为学习《四部医典》必读的参考书、标准注释本，至今仍然是学习这部经典医著的入门书。

《蓝琉璃》对于普及藏医学，推动藏医学的发展，具有重要的历史意义，至今仍然传世不衰。

2. 创办药王山医校、发展藏医教育

古代传统医学的传承，一般都是靠师徒传授，由老师给徒弟讲解，徒弟跟随师父，聆听教益，抄方学习，边讲解边示范，经过一定时期的跟师学习，直到能独立思考和操作，才算学习完毕。古代的藏医学，也是通过这种方式来传承医

药事业的。最著名的藏医宇陀宁玛·云丹贡布，先由其父宇陀·琼布多杰在家传教。后来，又拜"九太医"，其中包括汉地来的医生东松冈哇为师，以后又到天竺拜班钦·旃陀罗比、美旺等为师，又曾到内地五台山求师，在藏地还曾拜元丹巴桑为师。总之，他曾先后师从不少名医受业，终成名医，而他也把自己的医药知识传授给很多学徒。

以学校的形式传授学徒，这在传统医学体系中，一般都比较晚。如在汉族中医学中，大多以唐代的太医署为最早的学校教育之始 (也有以南北朝的太医署为最早者) ; 藏医学的学校教育则晚得多。

藏医以学校形式进行医学教育，培养接班人，当以藏巴政权所办的医学校为最早。藏巴政权系 1618 年由法王曲引多吉所建立，尽管王朝只存在短短 20 多年，当时的名医措其·贝玛布在日喀则创办一个藏医讲习班，由此，其声名誉满藏地。不久，上部学派的名医南卡德列的儿子才瓦仁增进一步改革讲习班的体制，并正式创办了日喀则藏医学校，突破师徒授受的传统形式，大量地培养学生，这可以说是医学教育方面的一大改革。可惜的是学校历史很短，随着藏巴政权的灭亡，学校随即停办。由于缺少具体材料，其办学情况尚不得而知。

以学校形式出现的医学教育，在藏传佛教中以格鲁派的成就为最突出。黄教的创始人宗喀巴强调严格的戒律，加强寺院管理，自此以后，藏医学的教育在寺院中占据了重要的地位。寺院成了藏传佛教文化中心，一座大的寺院，就是一个大型的学校。在这里，藏传佛教文化的各门各类知识得以集体传授，比较高层次的文化学者就是在这里培养出来的。

一般说，比较大型的藏传佛教寺院都设有几个学校形式的部门，即所谓"扎仓"，事实上是一所所学校，如显宗学院、密宗学院、时轮学院以及医药学院等。

医药学院，藏语称"曼巴扎仓"，"曼巴"意为医生，故曼巴扎仓乃培养医生的学校。如以寺院办学而论，较早成立藏医学校的有1643年五世达赖在拉萨哲蚌寺的西殿所办的医学"卓潘林"，意译为"利众洲"，也就是培养藏医学生的地方。这个利众洲是寺院中最早的医学校，该校以尼塘仲钦·洛桑嘉措为导师，强俄·郎索达杰为主管。与此同时，五世达赖还在日喀则创办"常松堆白林"，意为医学方面的"聚仙洲"，该洲以擦绒巴为主管。此外，在桑普尼玛塘也建有一所医学校，据载，当时的学员甚多。

五世达赖对医学教育十分重视，除上述几所学校而外，他还在所住的布达拉宫之东部角楼即"拉旺角"也创办一个医学校，培养高级人才。这个学校先由强俄·朗索达杰负责，后又由其侍医达磨·曼让巴负责。这些学校曾先后培养众多杰出的藏医人才。如上述哲蚌寺卓潘林的导师尼塘仲钦·洛桑嘉措就是一位高明的医师，他所著有《四部医典师承及妙诀次第·珍宝》《医史·仙人之意》和《后续续释难明鉴》等书。他所创办的学校培养出来的达磨·曼让巴·洛桑曲札就是一位杰出的名医。洛桑曲札原是一位僧人，曾从师尼塘活佛、常松·丹增达杰等50多位名师学习，终得"曼让巴"这种医学方面的最高学位，由于其出色成就，被任命为五世达赖私人侍医，著述甚多，包括《宇陀·云丹贡布传记》《论说续植株·箴言金刀》《秘不外传之秘诀》《秘诀续释论·箴言金饰》《秘诀续释难·驱暗明灯》等，成就甚大，名扬藏地。

除上述这些外，青海塔尔寺也有曼巴扎仓，建于1711年，至1757年正式取名为"塔尔寺医明利他摩尼昌盛洲"。甘肃的拉卜楞寺也于1784年创建"曼巴扎仓索日央潘林"，培养高级藏医人才。

1643年，也即藏历的水羊年的晚些时候，哲蚌寺的"卓潘林"因办学经验不足，而未能坚持办学，不久即停办。五世达赖对此常念念不忘，深盼能重新恢复或另起炉灶，办一所较规范的藏医学校。对此，桑杰嘉措也未尝忘怀，他任第司以后，即把此事放在自己的议事日程表上。

1688 年，五世达赖不幸圆寂，桑杰嘉措对此加以保密。这期间，他并未停顿他的科学文化活动。藏历木猪年，即1695 年，他终于了却五世达赖生前的愿望，在布达拉宫西南方向的药王山上，建立了一所藏医学校。这所与布达拉宫遥遥相对的藏医学校，取名"碧都亚卓潘达那俄擦日齐林"，也即"吠琉璃利乐众生奇妙取识洲"。当时学校规定，藏地僧侣及来自温松、桑日等地的俗世人全都可以入学，可谓广开门路。桑杰嘉措对这一创举曾在自己所著的宗教著作《黄琉璃》一书中写道：

现今之医学就像至尊米拉日巴那样以冈底斯雪山为例子，虽其美名扬威三界，然实际上在药物的识别方面以及著书立说方面仍显十分薄弱。我一心念念不忘利乐众生、教化世俗，著有一些作品，目的在于勘正错误、恢复毁损之处，也非常渴望能有一个处所得以讲授我这些作品。由于此地常受骚扰，僧侣们不得静心学习，故我建议将此处全部献给官府，这样，他们就有一个安心学习的处所，以满足学习之需。在此基础上，从该寺所属之庄园即布日地方招收了 30 多名僧侣，并对殿堂进行了必要的维修，还新建部分殿堂及供奉物，从而形成了药王山。

根据桑杰嘉措自己的记载，刚创办时学校师生只有 30 多人，后来逐年增多，最多时达 70 多人。难能可贵的是桑杰嘉措本人还曾在学校里亲自授课，讲解他的《蓝琉璃》，以通俗的方法来讲解经典著作《四部医典》，在每年一定的季节，他还亲自带学员去山上采药，讲解其识别方法和要点。

这实际上也是药王山医学利众寺中的一座"曼巴扎仓"。

曼巴扎仓一般多设初、中、高三种等级学习，也设门诊部供实习，另有小药厂。一般学习的内容先学记《皈依经》《绿度母经》《观音心经》。医学课则先学习《四部医典》中的根本医典和后续医典这两部分，到中年级时，则需学习另两部分医典，即论说医典及秘密医典再加上《药王经》《佛赞》《马王白莲经》。到了高年级，则是认真研究和讨论《四部医典》和《菩提道次第广论》。

在药王山的曼巴扎仓，每周的一、二、四、六日为讲解和背诵《四部医典》的时间；每周的三、五日则跟随教师到门诊进行见习实践。每一个星期或者在一定时间内，每一位学生都要单独到主管的校长处去背诵《四部医典》。

在讲解、学习和讨论的过程中，为了测试学员所掌握知识的程度，对《四部医典》的内容可以用"问难"的方式来进行了解。这是一种十分独特、带有一定宗教色彩的测试方式。

其实，"问难"的方式，起源于印度古代佛教大寺院那烂陀寺在解经时设立的一种学习制度，后在公元12世纪时，在桑耶寺由其第五代堪布恰巴曲桑开始实行。这是一种辩经的制度，是噶当派和萨迦派在各大寺院实行的制度，这种制度后来也在格鲁派各个大寺院中实行。

"问难"是一种积极的学习形式。在晨间学习时，学员僧徒分成两排，左右各一排，呈半月形排列。先由领头的诵经者站到中央，起韵领诵，然后两人一对，互相答辩。在午间学习时，也按年资高低分成两排，低年资的向高年资学员求教；之后，低年资学生向高年资学员问难，主要是一些比较深奥的问题，高年资学员则予以解答，称为"赐智慧"，而问难者则"长智慧"。问难以后，请导师进行讲解。听完后，退回原队伍进行背诵经文。接着，两人一对，互相辩论，可以边问边拍手叫喊，形式活泼轻松。这种方式是藏传佛教喇嘛僧侣学习的一种积极的方式，有助于理解。

学习的僧人每年都要接受考试，一般是藏历十一月十九日，届时，全部格西都会到会，所有僧侣也都参加，众人围坐在一起，受试人坐在中央，任由格西和众僧提问，并一一解答，最后由格西承认满意，方算及格，准予升级或毕业。

药王山利众寺还十分注重实践和形象教学。如讲课时常用第司主持设计的曼唐挂图示教。学习藏药时，每年七月一日都要带学徒到拉萨附近的山区采药认药。

在藏医学校中，还有类似现在学位的制度，这是对学习成绩的综合评价，也使学生有一个追求的崇高目标，是一种鞭策。具体到藏医学生，又有多种不同的学位制度，包括 4 种不同的学位，即拉然巴、磋然巴、林赛和朵然巴，各取不同的名额，每年有一次考试。还有一种"曼然巴"学位，是在传昭会及会供法会上获得的优秀学者，例如，五世达赖喇嘛的侍医洛桑曲札，就是这样一位博学者，其全名称为"达磨·曼然巴·洛桑曲札"。

第司·桑杰嘉措创造性地建立药王山藏医学校，为藏医学发展培养了大批优秀人才，其中如阿嘉措、扎杰仲·巴桑杰斯珠等，都是藏医史上的杰出人物。

第司·桑杰嘉措在科学文化上的贡献受到藏族人民的高度尊敬。

3. 总结藏医历史，撰写《藏医史》

藏医学具有悠久的历史，就以有历史记载的资料而言，至少也在千年，对这段光荣而又内容丰富的历史，必须加以总结。在桑杰嘉措之前，也已出现过一些对藏医历史作过总结的著作，如昌迪·班旦措吉的《辉煌医史》，切其·祥敦·席布的《佛光照耀的医学历史》，米涅亚·来居多吉的《医史巨珠》，帕克敦·夏加贡布的《医学史》，嘎瓦·夏迦旺久的《措美坎钦医学史》，还有强巴·拉尊·扎西白桑的《扎西白桑医学史》，北方学派主编的《医史明灯》，以及舒卡·洛最给布的《医学历史》，等等。当然还有专讲《四部医典》历史及某位医家的历史传记的，但作为一般通史的著作为数甚少。上述诸多医史著作，或仅见书名，其书或佚或失之过简，唯独第司·桑杰嘉措在 51 岁时 (1703 年) 所著《藏医史》最具权威性和代表性。

《藏医史》全名《医学概论·仙人喜宴》,是作者晚年的作品。此时作者也已积累了极其丰富的医疗经验，且遍阅当时他所能看到的一切藏医药及其他民族医药著作，具备撰写一部较系统的医学历史著作的条件。

这可以说是一部藏医学通史，从藏医的起源说起，一直到作者生活的五世达赖统治时期和作者本人执掌政教大权及临终之前的历史，都作了详尽的叙述。全书包括古藏医药的起源、古藏医药的传播及其发展历史，重点阐述了赤松德赞时期《四部医典》的传承,强巴学派的传承,舒卡学派的传承,五世达赖时期的医学，对桑杰嘉措本人执政时期的医学发展等阶段也都进行详尽叙述。

关于医学的起源，在各传统医学体系中，都是一个难题，《藏医史》也不例外。一般说，由于医学的起源总是陪伴着人类的诞生而同时出现的，因此，不论何种传统医学体系，其出现的时期，都还不存在语言文字，因而也只能依靠代代相传的传说来了解。例如，传统的汉族中医学中就有伏羲制九针、神农尝百草、黄帝与其臣子岐伯和雷公等讨论医药而有医药的传说；古印度医学、古希腊医学等，也都有这方面的传说，藏医学也不例外。

《藏医史》中提出的藏医学起源是"搅海"学说，这个学说是古天竺高僧嘉饶廓嘉在他的《殊胜赞》中所提出："众天神会聚，前去搅海。波涛中先后涌现出玛瑙、天马等许多奇珍异宝和一位毒魔，遍入天神因为离毒魔很近，皮肤即刻被毒气熏黑。大自在天毫不畏惧地抓过毒魔张口就吞下去，不料毒魔却卡在喉中，脖子顿时中毒而变成孔雀颈一样，发紫蓝色……众天神继续搅动着乳香海。这时，波涛中涌现出满盛甘露的净瓶。阿修罗想把净瓶夺为己有，遍入天神预感不妙，如净瓶被其夺走，众天神将无人能战胜他，后果不堪设想。于是便祭出手中的金刚轮将阿修罗的头砍去，净瓶才落入众仙人手中。但由于阿修罗抢先饮得一口甘露，因而他的躯体虽亡，削去的头和颈却依然存活。此后，便出现了日食和月食……"《胜天赞》接着提及此传说，大致情节也相似。而另一本古印度医书中又增加了"搅海"的情节，说是在混沌初开时，世界安乐无比。众天神及阿修罗均由梵天管辖。梵天用神奇的法力，将天界和俗间的各类药物包括各种性味的根、茎、花、树脂、外敷药等，统统抛入大海。此时，众天神、阿修罗、俗人……到处寻找饮水。他们来到曼陀罗山，把广才子龙王作为绳子，拴起曼陀罗山去搅海。搅海的声浪愈来愈大。从翻腾的海里首先出现白姆仙女，并随后依次涌现八个消灾宝瓶、太阳、酒、玛瑙、璎珞、甘露神药、精通所有医术的唐拉巴，世界上的医药就是这样出现的。第司·桑杰嘉措对此的评论很简单："这只不过是一种传说而已。"

《藏医史》也对佛教徒所编造的医药起源的传说作了介绍：

在众天神和阿修罗搅海的过程中，结下了宿怨，还出现了毒魔，大家都无法制服毒魔，就都去求助于梵天。此时，梵天回忆起释迦牟尼佛曾对他说过，如果遇到难以制服的毒魔，只消念诵一声"吽"的咒语，就能制服毒魔。于是，他大喝一声"吽"，毒魔立即消散得无影无踪，并融化到毒蛇、毒虫及乌头、莨菪等有毒植物中去。

不论何种传说，都有后人编织的痕迹，是人们在生活和生产的实践的基础上编织而成的，没有这些生活实践基础，是无论如何也编织不出来的。这也让我们回想起中医的"神农尝百草，一日而遇七十毒"，从而创造医药的传说，确有异曲同工之妙。

然而，医药知识毕竟是长期以来人们与疾病进行斗争而总结出来的经验积累。这一点桑杰嘉措是十分清楚的，而那些种种神鬼创造的医药神话，全都是缥缈虚无、不可捉摸的。这也就是为什么作者在《藏医史》的卷首特意撰写出30段偈颂体的赞歌，歌颂伟大医家们在创造藏医药历史中所立下的功勋。这30段颂文包括：

释迦牟尼佛：具有"三十二相"和"八十好"的形象，是过去、现在和未来三世的诸佛中之佛。

曼杰拉：也就是药王菩萨，他也是佛祖的化身，是他向众神讲解了解除病痛的《八部药王经》，世间始有医药。

药王曼杰拉的五个化身：包括药王躯体、声音、思想、智慧和事业的化身，他们变幻成日贝益西、依来杰互相问答医药，讲述《四部医典》中每一部医典的内容。

诸众仙人：包括内道、外道以及天神、地仙，都是聆听药王讲医的听众。

耆婆：他是释迦牟尼佛的侍医，是佛教圣地摩揭陀国影坚国王的私生子，医药知识渊博。

龙树祖师：出生于古天竺南部拜达的地方。他也是医药知识的海洋，普施甘露，济世救人。

马鸣论师：出生于古天竺西部婆罗门家庭，通晓五明学，后皈依佛门，著有《八支心要集》等医著。

达瓦恩嘎：系喀其（今克什米尔）人，婆罗门种姓出身，对马鸣的《八支心要集》有过深入的研究，并写出了详尽的注释。

莲花生：在赤松德赞时期进藏，并奉劝法王将《四部医典》秘藏在桑耶寺柱子底下，在其后的灭佛活动中，得以幸免被毁。

洛桑札巴：据说他是文殊菩萨的化身，其学识无涯，弘扬佛法，功不可没。

毗卢遮那：据说是无量光佛的化身，伟大的班智达，参与藏医古典著作的翻译工作。

观音菩萨：法力无边，他化身成为松赞干布。

牟尼赞普：为赤松德赞之子，对藏医药学的事业给予高度关注。

查巴恩协：是他从桑耶寺的瓶形柱子下面将《四部医典》重新发掘出来，使其重见天日，流行于世。

宇陀·云丹贡布：据说他是药王曼杰拉的化身，此处指宇陀萨玛，是他对《四部医典》做了重新校定和整理。从而使《四部医典》定型，流传天下。

松敦·益西松：他是宇陀萨玛·云丹贡布的得意门生，继承了其师在《四部医典》方面的成就。

昌迪·班旦措吉：其先祖是法王赤德祖赞的近臣兼侍医，兼通吠陀医学的《八支心要集》及其释注《月光》，并著有众多藏医学著作，包括《辉煌医史》。

强巴·朗杰札桑：北方学派的创始人，对藏医学的发展有重要贡献。

米尼玛·通瓦顿丹：北方学派的重要传人，继承了北方学派的医学成就，起着承先启后的作用。

涅巴曲桑：对辨认药物有特殊贡献，曾任赤松德赞的侍医，九大名医之一。

舒卡·年姆尼多吉：是藏医南方学派的创始人，与北方学派在学术上有不同的见解，对繁荣藏医学有很大贡献。

祥伦·多吉顿堆：是他守护着秘藏在桑耶寺的《四部医典》，并预言其必将为后人所重新发现。

对于藏医学，作者给予热情的讴歌：

辉煌的医史，像剖现的药师佛脏腑那样清明透剔；

纯真的妙语，像饰有蓝琉璃的黄金那样光彩夺目；

历代的医圣，其如意容貌再现于医史的明镜之中；

他们施舍的活命甘露，使世人青春常在、欢乐无穷。

此偈颂体诗热情讴歌了医方明即藏医药学的伟大功绩，充分体现出桑杰嘉措对藏医药学的热爱和忠诚。

在书中，桑杰嘉措有意回避关于《四部医典》起源这一关键问题，他只是介绍了不同教派对此典传承过程的不同说法，并详细列举了藏医北方学派对这个问题的说法：

按照宁玛派的说法，《四部医典》的传承过程是如下的顺序：

药王菩萨曼杰拉、依来杰、阿难、耆婆、莲花生、龙树、马鸣、达瓦翁嘎、毗卢遮那、赤松德赞、查巴恩协、乌巴塔札、贡觉佳布、比吉·门须、达维循努、祥·门那、宇陀萨玛·云丹贡布。此后的传承过程一般认识均比较一致。

另一种说法是由噶举派所提出的，其传承过程为：

耆婆、龙树、莲花生、牟尼赞普、赤松德赞、赤热巴巾、盖布多吉、拉基伦珠、阿达赤热、拉绒、雄松、白库鲁泽、盖迪尼迈贡、札西泽贝、札西拜迪、狄祖迪、益西维、强久维、泽狄、达维、尼维、昌典、索南姆多吉、强巴·南杰札桑、米尼玛·通瓦顿丹……

这是北方学派的说法，还略有出入，《藏医史》没有提出南方学派对此问题的说法。

作为一部藏医药学的通史著作，《藏医史》对历代重要医药事件都给予详尽的记载。作者以其特殊的政治身份，对吐蕃政权及其后历代宫廷中的各种档案、史料、手稿、官方文书都有便利的条件浏览阅读，为其他医史作者作品所不逮。例如，赤松德赞对九位名医的医术十分满意，曾诏令全境向这些医生致敬，给予礼遇，大大提高了医者的社会地位。书中列举了诏令 13 条的内容：众百姓都要尊敬这些被奉为国师的医生；任何场合下都把他们奉为上宾；要给他们虎皮、豹皮或缎锦坐垫；备马接送出诊医生；遵守医生嘱咐；即使医生索取国库中财物，也不吝惜；即便医生未救活病人，也不应向其索取赔偿；即使医生开的是一般普通贱药，也要付给黄金；馈赠肉食及饮料给医生；对医生不得面前夸赞，背地里议论短长；经常送给医生衣服、腰带、锦缎为礼物；对医生都要用敬语；医生恩德，永铭内心。

正是在这种官方的提倡下，藏地医生具有很高的社会地位，形成了一种社会风气，至今仍存。

《藏医史》的内容丰富，资料翔实，观点颇具个人见解。后世在了解各个时期的医学发展史时，大多以此为根据，是藏医药史方面的权威和代表著作，有很高的价值。

4. 主持绘制曼唐（医学挂图）

在古代医学教育史上，利用形象教育模具以提高教学质量和效果，并不鲜见，著名的例子如汉族中医学在 11 世纪时所出现的天圣针灸铜人，用以指导针灸教学，就是一个例子。

在藏医学发展史上，曾经出现过一种别出心裁，为古代各传统医学所未曾见到过的特殊形象教具，这就是藏语所说的"曼唐"。

"曼"是"医"或"药"的意思，"唐"则是藏族文化中特有的"唐卡"简称，就是一种卷轴画，其大小大致如今日的对开报纸一大张或更大一些。平时可卷起来收藏，也便于携带；用时展开，挂在墙壁或柱子上，进行讲解。

（1）"唐卡"的制作时代和内容

早在赤德祖赞时期，从冲姆地方请来一位名医占巴希拉哈。他著有《尸体图鉴》《活体测量》等著作，这些著作属于人体解剖图无疑。在《四部医典》的第三部《秘诀医典》的第八十五章《上下躯干创伤治疗》这一章中，虽属讲解创伤治疗的内容，但也用了相当多的篇幅讲述人体内脏所处的位置，并介绍在绘人体图时，如何确定这些脏器的位置和内脏的绘制法。例如，文中提到，从喉头以下，两乳的水平线以上，画一个三角形。在三角形中，就是心脏的位置；三角形之外，可在胸部作一四边形，除心脏外，就是胸部其他脏器的位置。由此可见，早在公元8世纪时，藏医即已注意绘制解剖图了。

13世纪以后，藏医学有较大的发展，出现了不同的学术派别。南方学派和北方学派都注意绘制"曼唐"，特别是17世纪中叶，北方学派的伦汀·都孜居美擅长绘制曼唐。以上这些是藏医曼唐产生的基础。

17世纪中叶以后，鉴于南北各学派绘制的曼唐风格不一，内容也不尽一致，为了使曼唐标准化，五世达赖时期，由桑杰嘉措主持，召集全藏最好的画工，以他本人所著的《蓝琉璃》的内容为依据，绘制系列挂图。《蓝琉璃》著成于作者36岁之时，也即1689年，因此，系列挂图开始绘制当在1689年之后。但据《藏医史》记载，早在1688年时，他已完成了一套60幅的系列挂图。后来，在《蓝琉璃》的基础上，桑杰嘉措又从伦汀·朗杰多吉所传授的《四部医典》释义和《月王药诊》中的内容加以补充，使全套内容更加完善。最初，只绘制50幅，这从《五世达赖喇嘛灵塔志》的记载中可以见到。在桑杰嘉措写成《黄琉璃》一书时，其跋文中提及共绘成60幅曼唐。到1697年，六世达赖仓央嘉措坐床时，在《仓央嘉措传》中提到第司所绘之曼唐已有62幅，而桑杰嘉措本人在

《藏医史》(1703 年) 中提到,他当时所主持绘制之系列曼唐为:

根本医典共 4 幅

论述医典共 35 幅

秘诀医典共 16 幅

后续医典共 24 幅

这样, 全套系列曼唐总数应为 79 幅。

1976 年, 蔡景峰曾参加卫生部组成的"藏医古文献调查整理小组", 在西藏的藏医院见到全套的曼唐, 当时共看到两套完整的, 另一套保存在罗布林卡, 系归属于自治区文管会保管的文物。当时的全套共为 80 幅。当时认为,由于《藏医史》中只提到全套曼唐共 79 幅,故这额外的一幅当是后来所补入,推测以十三世达赖时期绘成的可能性最大。这额外的一幅是绘制历代医学师承图, 中央的主像是五世达赖, 在其周围以较小的图像绘出历代藏医主尊的图像,包括莲花生、毗卢遮那、南北两个学术派别的主要代表人物。当时因未找到任何可以证明此幅名医图绘制时间的佐证, 故有此种推测。但后来藏医国医大师强巴赤列提出, 他在罗布林卡自治区文管会见到的那幅名医图, 其背面有第司·桑杰嘉措本人亲自编写的偈颂诗文 14 偈, 且加盖有他本人的印章。这样一来, 第司主持的这一套曼唐就不是 79 幅, 而应是 80 幅了。如果这一结论确凿无误的话，那么，这一幅名医图当是在 1703 年著成《藏医史》之后，1705 年他逝世之前，也即 1704 年所制。

尽管全套曼唐是桑杰嘉措直至晚年才全部完成的，但 1976 年我们在罗布林卡对该处所收藏的共 130 幅曼唐研究的初步结果表明，其中有一幅属于五世达赖喇嘛在位时期之前的文物，即早于 1617 年。属于五世达赖在位时期 (1617 ～ 1688 年) 绘制的也只有 1 幅；而大部分曼唐都是六世达赖至十二世达赖 (1688 ～ 1875 年) 时期所绘的，共有 96 幅，属于 1875 年以后，即十三世达赖时期的共 32 幅。由这些唐卡的年代分布可以看出，要找到一套完整的，由桑杰嘉措亲自主持绘制的曼唐系列几乎是不可能的。目前存世的全套曼唐 (指西藏地区所保存的)，是不同时期绘制的，真正绘制于桑杰嘉措主政时期的，为数甚少，其原因是多方面的。一是在五世达赖灵塔建成，其遗体埋入之时，已有 50 幅作为随葬品放在灵塔内，而这 50 幅正是此前所完成的 60 幅系列的组成部分；其后，历世达赖喇嘛又不断绘制补齐。另一个原因是这种曼唐不仅在官方主持下绘制，在民间也可以绘制；再者，所绘制的曼唐也有可能流入民间，或由其他较大的寺庙保存，并进一步流散海外。尽管如此，系列曼唐的发源地在西藏，是桑杰嘉措执政时期绘成以作为在药王山教学之用，因此，权威的、最原始的曼唐系列必然以雪域所收藏的最为可靠，这一点是毋庸置疑的。

根据第司·桑杰嘉措本人在《藏医史》中所说，由他主持绘制的系列曼唐，乃是主要采用北方学派的画法，由著名画家洛扎·诺布嘉措起草图形框架，由画家黑巴格涅进一步绘制。由此看来，桑杰嘉措所主持绘制的全套曼唐，除五世达赖灵塔的随葬品而外，有相当一部分也是后来补绘的。

"曼唐"的具体内容，简介如下：

第1幅，药王城，城中有无量宫，其中心莲花座上端坐着药王菩萨，手托圣药诃子；城的四周布满各种各样的药物，有植物、动物、珍宝矿物药等。包括内道僧徒、外道仙人都在听药王曼杰拉讲解医道，医学肇始于此。

第2幅，以特殊的菩提树的形式表达，树干、树枝、树叶、花、果来表示人体的生理、病理，花代表长寿和健康，果代表无限安乐和信仰财富。全树共1根2干12枝88叶，还有两花两果。

第3幅，仍是菩提树的形式，表示对疾病的诊断，表示望、问、切诊，共1根3干8枝38叶。

第4幅，仍以菩提树的形式，表示对疾病的治疗，计有四种疗法，即饮食、起居、药物和外治疗法。每一疗法又以枝叶详细加以说明。全图共有1根4干27枝98叶。

以上3棵树计有3根9干47枝224叶，概括地表示藏医体系中对人体生理、病态、诊断、治疗的全部内容。

第5幅，人体胚胎发育图，图解表示自父精母血结合后胚胎每周的发育情况，其间需经过鱼、龟、猪三个发育阶段，直至成熟分娩。

第6幅，脉络图正面，图中显示放血点、水脉、白脉、悬脉和隐脉。这些放血点分布在全身各部位。

第7幅，是脉络图的背面，内容与图6相同。

第8幅，人体解剖结构的形象比喻，男、女体内七种物质的计量，妇女月经的计量。

第9幅，人体的骨骼正面：显示四肢、肋条、大关节和牙齿。还有小筋、毛孔、妇女产道和双乳。

第10幅，骨骼背面图。

第11幅，对经脉、络脉的理解正面图。图中有5个轮状中心，位于头冠、颈部、心脏、脐部、会阴部。

第12幅，与图11同一内容的背面图。

第13幅，连接脉示意图，共计360条。

第14幅，生命脉示意图，为南方舒卡学派所绘共77个放血点之图像。

第 15 幅，白脉图，图中示白脉与人体周围其他小脉连接之状况。

第 16 幅，人体要害点正面图，并显示人体之九窍。

第 17 幅，上图之背面。

第 18 幅，人体之体型及体质分类示意，另有死亡之特征示意图。

第 19 幅，死亡的征兆（a）：示请医生出诊在路途上所遇到的情景与预后之关系。

第 20 幅，死亡之征兆（b）：其他死亡征兆，并有避免死亡凶兆的种种方法。

第 21 幅，疾病的原因：从贪、嗔、痴三毒及体内隆、赤巴、培根盛衰、偏胜所致之病状。

第 22 幅，日常之行为：提示勿抑制人体正常的各种生理要求，如饥、渴、打嗝、喷嚏等。

第 23 幅，饮食：图中显示各种可食之谷物、兽类、禽类、家畜、油类、蔬菜等。

第 24 幅，饮食及食物中毒：包括汤类、调味品、水类、乳类、酒类、水果等。食物相克、中毒及其解毒法。

第 25 幅，药物（a）：药物生长的土水火风空五行条件，珍宝类药物共 100 多种。

第 26 幅，药物（b）：包括土类、平原所产的植物、汁液精华类、湿生类植物。

第 27 幅，药物（c）：精华类及草类药物。

第 28 幅，药物（d）：单味药包括耧斗菜等多种植物。

第 29 幅，药物（e）：单味药包括玄参至瑞香狼毒共 30 多种植物。

第 30 幅，药物（f）：单味药包括玉竹至蜥蜴等数十种植物及动物等。

第 31 幅，补充的药物（a）：包括银粉、铁锈等多种。

第 32 幅，补充的药物（b）：包括一些矿物、葱、蒜及漆树汁等多种。

第 33 幅，补充的药物（c）：包括各种矿物及各种动物产品等。

第 34 幅，药物的分类（a）：从药物的热性、解毒药、治赤巴、瘟疫、肺病等药物。

第 35 幅，药物的分类（b）：寒性药物、治培根病、隆病、黄水病、尿病等药物。

第 36 幅，医疗器械。

第 37 幅，疾病的预防、诊断和治疗的原则。

第 38 幅，疾病的治疗。

第 39 幅，医生的品德，一个医生所必须具备的品质。

第 40 幅，火灸和针刺穴位图正面。

第 41 幅，其背面示意图。

第 42 幅，病因（a）：显示精神因素、饮食和日常生活各方面可致病症的种种因素。

第 43 幅，病因（b）：显示引致水肿、臌胀、肺痨等多种病症的病因。

第 44 幅，病因（c）：显示引致隐伏热、陈旧热、混浊热等各种热症的病因。

第 45 幅，病因（d）：显示引致头、眼、耳、口腔、五脏六腑诸病证的病因。

第 46 幅，病因（e）：显示引致女性生殖器、声嘶、口渴、气逆、痛风等诸多杂症的病因。

第 47 幅，病因（f）：显示引致瘘管、瘰疬、疝气等诸种病症的病因。

第 48 幅，病因（g）：显示引致妇女诸多病症，包括邪魔病、癫痫病的病因。

第 49 幅，人体的脉络和人头部外形分类图像。

第 50 幅，为图 49 的背面图像。

第 51 幅，人体内脏，包括胸腹腔内脏位置及形态图。

第52幅，人体解剖图测量及绘制方法图。

第53幅，有毒物质之配制及中毒之处理方法。

第54幅，养生、防老的方法示意图（a）。

第55幅，养生、防老的方法示意图（b）。

第56幅，脉诊（a）：示脉象与四季等的关系。

第57幅，脉诊（b）：显示奇脉、子脉、友脉等不同脉象。

第58幅，脉诊（c）：以脉诊预测吉凶、与木火土金水五行的结合等。

第59幅，脉诊（d）：显示异常之心脏脉、脾脏脉等用于预测预后之脉象。

第60幅，脉诊（e）：邪魔所致之异常脉象。

第61幅，脉诊（f）：显示妊妇所见之种种脉象。

第62幅，脉诊（g）：五脏脉与五官之对应关系。

第63幅，脉诊（h）：临近死亡之种种脉象。

第64幅，脉诊（i）及尿诊（a）：命脉之脉象及其变化，如何防止有害命脉及其补救办法。尿诊前之准备。

第65幅，尿诊（b）：正常人的尿液现象及某些病尿图像。

第66幅，尿诊（c）：五脏六腑病、死亡病证的尿象。

第67幅，尿诊（d）：邪魔作祟时出现的尿象。

第68幅，尿诊（e）：在尿液中加入某些植物药，再加热观其变化以作辅助诊断。

第 69 幅，舌诊及植物药标本之制作。

第 70 幅，泻下剂、催吐剂、滴鼻剂及灌肠剂。

第 71 幅，灌肠法等禁忌、赶治法、放血的适应症。

第 72 幅，放血法及火灸疗法的适应症。

第 73 幅，火灸法之穴点及针刺疗法，包括正面及背面。

第 74 幅，火灸穴点补充 (正面图)。

第 75 幅，为图 74 之背面图。

第 76 幅，罨敷法、浴疗法、搽油法等。

第 77 幅，总结及 101 种鬼邪所致的病症。

第 78 幅，101 种天然存在的病症，404 种病的最后归宿。

第 79 幅，总结《四部医典》之珍贵，不宜随便传人。药王讲述完毕。

第 80 幅，此图不在《藏医史》所载的系列中，为该书完成之后补绘的众名医礼赞图。

最后一幅为桑杰嘉措时期补绘而成，时间为 1704 年，已如上述。但我们在拉萨也曾见到另一种礼赞图，其中的名医包括桑杰嘉措本人的图像，并有十三世达赖喇嘛土登加措和其在位时所建"门孜康"负责人钦绕诺布的画像，则当是 19 世纪末至 20 世纪上半叶另绘的曼唐了。

（2）曼唐的价值及历史意义

曼唐作为一种形象的教育工具，这在古代各个传统医学体系中，可以说是独一无二的，对于研究藏医学的历史，以及藏族的历史、民俗、艺术等诸多方面，都具有较高的价值。我们在这里只准备介绍一下它在研究藏医药发展史上的价值和历史意义。

首先，曼唐的内容本身就显示藏医学所具有丰富的科学内容，有不少还在世界医学史上居领先的地位。例如第5幅胚胎发育图，明显表示人类胚胎发育的过程，需经历3个时期，即鱼、龟及猪期。不论作者对这一过程的理解如何，它完全符合近代生物进化论的观点，即人类的胚胎发育史是动物进化史的一个缩影，3种动物分别代表水生脊椎动物鱼类、两栖脊椎动物及哺乳类动物，由低等向高等动物进化的历程。这一描述和思想与生物进化论完全吻合，而且在生物学史上属于最早的，这是了不起的伟大成就。

其次，曼唐中有不少解剖学方面十分有价值的内容。例如，藏医《四部医典》中有关内脏解剖方面，视心脏为一国之君主，状如国王，端坐在胸腔正中，这在第51幅唐卡中有所表示。但是，当时的一名画家兼医家洛札·诺布嘉措根据自己在实际解剖中所见，把这一错误图像加以纠正重绘，将心脏画在胸腔正中偏左一些，心尖朝向左下方，正处在横膈膜之上。他特意在图下注明：这是实际解剖中所亲见。现在看来，这一改绘似乎没什么了不起，事实不然；如果没有极大的勇气和科学精神，是根本办不到的。这一更改的科学和历史意义也正在于这一点上，值得认真体会和回味。

至于曼唐中的药物，尤其是一些不同品种的植物药，尽管有些偏于图解化，但它却是在实物的基础上加工美化的。行家们指出，其逼真程度，有些几乎达到可以根据图形来鉴定原植物的程度，是非常珍贵的。

总之，系列曼唐是藏医学史上的瑰宝，是藏族人民足以引以为豪的天才创造，桑杰嘉措在这一成就创造中，居功甚伟！

三、十三世达赖重振藏医药事业

十三世达赖自 1894 年亲政到 1933 年他圆寂这段期间，主要的藏医药工作仍集中在药王山的医药利众寺。在五世达赖喇嘛时期建立起来的药王山利众寺，已有一定的规模。当时，达赖喇嘛的侍医乌坚·丹增嘉措建议，延请当时的名医噶玛吉美·曲吉森格到药王山来传授《四部医典》，这是因为曲吉森格正好来到拉萨，由于他曾在德格的噶妥寺及八蚌寺拜师学习，尤其是曾拜擦瓦译师嘉巧·仁钦平措为师，学习五明学而学识大增，又拜平措丹大师学习医学而闻名遐迩。此时，乌坚·丹增嘉措又报请达赖喇嘛及第穆·呼图克图编纂一些医书，因此时两位宗教领袖正在主持甘露药品制造法会。经他们同意，编成一些新的医著，包括《成修药物·仙人之意》《至尊摩诃那耳传深奥妙诀明说·步入佛三身境界之梯》《宇陀精粹秘诀修持之说·悉地游戏之海》《消除苦暗之佛法慈悲日光分支舍身积福》等，使藏医药学得以向前推进了一步。不但传授宇陀的秘诀，而且主持刻印《四部医典》及其标准注释本《蓝琉璃》，并仿效宇陀宁玛云游四方，自号为"游方者"，广为僧侣和俗人治病。

曲吉森格有四大弟子，其中以吉美赤列和多杰坚赞最为著名。

吉美赤列一直到晚年才来到药王山医学利众寺，主要是传授《四部医典》的理论问题，深受学徒们的欢迎。而多杰坚赞，为曲吉森格最得意的弟子，曲吉森格不仅尽传其因明及医方明知识，且将其平日所用之药囊、法器及秘方全部传授给多杰坚赞，多杰坚赞声名大振，延请其调治者络绎不绝。他还曾为不丹国王治愈病症，并协助其师曲吉森格刻印《四部医典》，为藏医药事业的发展做出了重要的贡献。

十三世达赖喇嘛时的大侍医还有强巴土旺。他出身贵族，家乡位于山南。他在洛扎地区任官职时，曾患重病，由当地医生治愈。自此，他深感医药乃利他、利众之事业。因而就在家乡拜师学医，后来又到拉萨学习《四部医典》，颇有成就，并被十三世达赖所器重，委任他为大侍医，并嘱咐他与小侍医恰布巴·当曲班丹一道，从药王山利众寺中挑选有培养前途的弟子，以培养造就高级接班人。

在这些接班人中，最出类拔萃者为阿曲巴·钦绕诺布。

钦绕诺布于藏历第十五个绕迥的水羊年(1883年)出生于山南的泽当恰萨拉康地区。父亲名孜巴阿沃齐，母亲名央坚。幼时入泽当的阿曲扎仓出家，后来到药王山，先后师事札康吉恰堪布和阿旺·多吉坚赞和锡金的乌坚·丹增嘉措为师。此外，还有果洛的绛白·瑞白洛最、参尼的活佛绛白洛布、哲蚌寺的康萨活佛、帕本卡·德钦宁布、拉尊仁波且、吉美赤列、格培活佛、绛央钦孜、佐钦白兹等。这些都是当时的名医大师，钦绕诺布都能广收博采，吸收他们的教诲，掌握《四部医典》的精髓及天文历算方面的要点，其他如语言学方面的修辞、声律音韵等，无所不包；至于显密二教的经典，也认真学习掌握。在他29岁之时，就担任三大寺之一的哲蚌寺的医生。此时，便开始了他的写作。他最先写了对潘凯巴所著的《体腔区位图·月宝》一书认真研究的心得，并在桑杰嘉措的《蓝琉璃》上作了很多批注和评语。这些初期著作经其师多杰坚赞的审阅肯定后，他受到很大的鼓励，于是进一步写成《根本续植株·医学海藏》《药草标本集要·奇妙之金穗》《接生法·利众月宝金鉴》等，影响日渐增强，此时他已身任哲蚌寺医师兼任药王山医师。

在十三世达赖喇嘛的关心支持下，1916 年，在拉萨又成立了一个"门孜康"，"门"为医药之意，"孜"乃天文历算，因此，这是一所兼有医学和历算功能的机构。当时任十三世达赖大侍医的强巴土旺便提出建议，由钦绕诺布来担任这一机构的首任院长。钦绕诺布欣然接受到任，在这里他为近代藏医药事业的发展做出很大的贡献。

钦绕诺布在任门孜康的领导之后，也充分发挥其藏医药及天文历算方面的才能，他建立了一整套合理的规章制度，包括课程的设置、学习年限、考试制度、药物采集及其加工炮制等。在这里，他还建立了门诊制度，凡来求诊的患者，不受时间和地域的限制。对于穷苦患者和无力交纳药费的患者都予以优惠或免交。对一些贫穷患者借钱交纳药费者，只要调查清楚属实，也将其款项如数退回。在疫病流行时，医院派人外出巡回诊视。不久，院内还增设"帮仓"一处以收留那些确实贫苦的患者。

十三世达赖时期重新刻印藏医药经典著作，因为多数经典著作由于长年使用，业已破旧损坏，有的要修补整齐，有的更须重刻，其中重要的包括《四部医典》《蓝琉璃》《秘诀医典补遗》等，这些重新刻印的医书，属拉萨药王山版，质量可靠。十三世达赖在刻印《四部医典》时，还亲自阅读过，并加以校订。对于不同学术派别的主张，他也做了认真的比较，认为各有长短，应当取长补短，兼收并蓄，基于这种立场，他亲自将重要的学术官衔堪穷和列参巴分别赠给强巴土旺(属南方学派)和恰布当曲白登(属北方学派)，以表示其对不同学术派别的态度。不仅如此，十三世达赖还亲自为《四部医典》的重刻本写有批语，认为这是"一切众生维护生命的根基"，可见其对医学的重视。

桑杰嘉措主持绘制的系列曼唐经历 200 年的沧桑，有的散佚，有的已经破旧，到"门孜康"成立时，仅余下 31 幅。经十三世达赖批准，重新进行补绘修补。此项工作由钦绕诺布主持，在门孜康院内的墙壁上新绘了《根本医典和论说医典中植株图》《放血及火灸治疗图解》《洛札·丹津诺布重绘亲见尸体所绘体腔、区位脉络图》《时轮经所说之须弥山》等，以增加院内的学医气氛。

钦绕诺布在这一时期主持编撰及自撰的医著甚多，其中妇儿科方面是他所擅长，如《小儿病治疗经验》《放血疗法总义·童子语饰》等。他对《四部医典》的研究尤为深入，这方面的著作更多，包括《四部医典·章节叙说老虎锐气》《论说续植株·月品宝鉴》《后续续切脉查尿补注》。在藏药学方面，他也有较深的研究，著作甚多，包括《生药材标本如意宝瓶》《药草标本·耆婆之宝》《药方甘露宝瓶》《常用实践药物配方》等。

钦绕诺布自门孜康成立开始任首届院长，在整个民国时期，他一直主持该院工作，直到西藏和平解放。在这几十年之间，为藏医学培养了一大批人才，这些人分布涉藏各地区，其后成为藏医学发展的骨干人才，还有一些在锡金、不丹以及拉达克等地。他不愧为此时期藏族伟大的药医学教育家。

四、多康地区的藏医药事业

藏民族人民自古以来就以青藏高原为其聚居地。由于种种复杂的自然条件和社会人文情况，藏族民众分居在不同的地区，有着一定风俗习惯、语音方言等方面的差异。习惯上按地域大致分成三大部分，即卫藏、安多及康巴。卫藏即今之西藏自治区，又分前藏和后藏。安多原是安卿岗日（即玛沁雪山）和多拉让摩（即祁连山）的简称，名义上虽是两座大山脉，实际上是泛指巴颜喀拉山和祁连山的广大地区，包括其附近的地区，也即今日的青海省所包括的全部藏族聚居地区 (除玉树以外)、甘肃省甘南州和天祝县藏族聚居地区、四川省的阿坝州部分地区，这里的藏族讲的是藏语的安多方言，至今仍保留不少古代藏语发音，具有语言学的研究价值。就民族学而言，这一地区曾经经过多次变迁，古代的一些民族或部落如羌人、吐谷浑人、蒙古人等，都曾经向这里迁徙，而这里的藏族先民同样向外迁徙，其间的交往融合是不可避免的。康巴地区则是藏族的另一个集中居住地区，也有着自己的方言及一些特殊的风俗习惯。

1. 安多地区——藏医药中心的并蒂莲

安多地区长期以来培养出大批的优秀文化人才，包括医药人才。其中有相当大一部分都是由寺院的曼巴扎仓也即医明学院所培养，这一地区最有代表性的当推青海湟中的塔尔寺。

塔尔寺全称为"衮本贤巴林"，意为"十万佛身利他慈氏洲"。该寺始建于公元 1560 年，位于湟中鲁沙尔镇，门前有一排象征性的藏式佛塔。四世达赖喇嘛云丹嘉措路过此寺时，曾做指示并对此寺加以整顿，从此，寺院各项制度得以建立，走上正轨，并逐渐成为安多地区重要的宗教文化中心。

1724年，该寺第31任法台斯持·崔程仁钦到任后，便着手建立曼巴扎仓，后于1757年委任卓·班智达·罗桑丹巴坚赞正式兴建医明学院。以后，历经各任法台不断修缮新建，塔尔寺逐步成为安多地区重要的医药中心。

塔尔寺医明学院内藏医药学学习气氛浓郁，在学习环境营造方面，院内绘有彩色壁画共16幅，有关藏药的图画都有藏文注明，以便辨认和学习。正殿上方，法台宝座位于正中，右侧为藏经书架，左侧则是贮药木柜。殿堂内设座位，可供百名僧侣听讲。整个学院组织有序，有主管僧侣，级别甚多。学习医方明的僧侣不仅学习医药知识，一般佛经教义也都要掌握，诸如药师真言、曼荼罗仪轨、各种手印、法器使用等，均属必备的基础知识。医药学方面，必修课程包括《四部医典》。各部修习年限也不同，如根本医典为3年，论说医典为5年，秘诀医典和后续医典则分别为5和6年。学徒入学时，对他们就提出了严格的要求：要具有崇高的修习目的；一心一意为病人，遵守规律戒条；积极勤奋，诚实敬业；尊师重道；结合《四部医典》熟读经典，精于诊断和治疗；善于鉴别药物，熟悉其寒热温凉之性；掌握药物炮制、复方汤剂、药丸制作及各种疗法，包括内服外敷、放血针刺、泻法搽法等。除《四部医典》外，还要求认真学习《八支心要》《蓝琉璃》《晶珠本草》《秘诀续补遗》《药物分类》等。另外，还甚为注重对药物的实践，规定每年七月二至八日到附近山区采集和辨认各种植物、矿物类药物，判别植物药的根、茎、叶、花、果等的性味及治疗功效。

学习结束时，每年藏历七月二十日都要对学员进行考核，内容包括经典著作背诵、口试问答等，有时也采取藏式的问难考试。考试合格者予以升级，如不合格，则予以留级。一个学员要学完全部课程，常需读到 10 年或更久。学习完毕、成绩优秀者，则授予"曼让巴"的学位。

塔尔寺的曼巴扎仓不仅是一个学校，同时也结合实际，向群众开放诊病，使学员有机会把所学的知识用到实际医疗中去。

安多地区的另一大格鲁派寺庙为甘肃的拉卜楞寺。该寺位于夏河地区。全寺共有 6 个学院，其中医明学院也很有名，其他还有时轮学院、闻思学院、喜金刚学院和续部学院等。其曼巴扎仓乃经八世达赖喇嘛罗桑绛白嘉措同意后，于 1782 年仿照拉萨药王山的利众神圣智慧洲的模式而建造。两年后建成，取名"曼巴扎仓索日贤潘林"，意译为"医方明利他洲"。院内的医学味道甚浓，各殿堂上均绘有人体解剖图、经络图、放血穴位图，另有极富藏族独特色彩的菩提树树喻图。大堂内置有听讲的坐垫约200个，供僧侣听讲和诵经之用。

该寺医明学院有一套严格的学习制度，其管理部门设有法台、僧官、经师及总管等职。平时学习僧侣可多达100余人，按年龄分成3个班级，即初、中、高三班，分别学习《四部医典》之"根本续""后续续""论述续"和"秘密续"。高级班还要修习各种《四部医典》的注解本和强、舒两派之著作，以广见闻。教学方法也颇注重实践，尤其是对藏药的认识。如开始时只在曼巴扎仓附近的山区采集少数药草，到每年的藏历六月一日，就全体出发，到比较远的、富产草药的诺尔盖、桑科及甘加等地，甚至到青海多哇、达参去采集，达15天之久。所采之药材带回后，一方面供学习考核认识鉴别药物性味，亦可供学校用药之需。对药材均由高年级学僧讲解，较难的问题由老师解难。凡学习合格者予以升级，成绩优良则授予"曼让巴"学位，也有的留在学院充任教师。

安多地区的其他寺庙也多同时设立曼巴扎仓，只是规模有大小之不同而已。这里再举几例，以示藏医传统教学的情况。

贡巴寺。此寺位于甘肃省卓尼县的东巴沟，于1887年建成，取名"札西曲科林"（吉祥法轮洲）。此寺修建较晚，系仿照拉卜楞寺的规格修成。建成次年，因光绪皇帝曾赐名"黄教寺"而闻名,寺内也供有药师佛。曼巴扎仓的首任赤哇(法台)是夏奥哦仁巴·贡却诺布,以后各任依次是威仓活佛、夏仓章活佛和罗桑嘉措。第一任导师朗其嘉措乃由拉卜楞寺请来。1897 年,洛桑赤列·丹巴嘉措活佛亲自来贡巴寺曼巴扎仓授课,还进行过宇陀·云丹贡布的医药灌顶仪轨。以后来此授课者还有多仁巴·洛桑诺杰,也是来自拉卜楞寺,其教学方法,把《四部医典》与《蓝琉璃》结合起来讲解,则是仿照拉萨药王山医药利众寺的做法。

这个医明学院的学制与拉卜楞寺的医明学院也大同小异,学僧分成三个班级,即初、中、高三个班。其中初、高级班均修业 5 年,只有中级班修业 3 年。全部修完须费时 13 年。其间,主修的课程为《四部医典》。初级班学习其根本医典和后续医典。中级班则学习论说医典,而高级班则学习秘密医典,还有《祖先口述》(一译《祖先教诫》)。学习期间,每年的藏历六月四日到八月十五日,师生全体均要到附近的光盖山和华尔干山去认药、采药,每年大约去两次,学僧到毕业时,都要认识几百种药物,知道它们的性能、效味和主治病证。

夏琼寺也建有医明学院。此寺位于宗拉山南部,其曼巴扎仓系于 1797 年的第 46 任堪布斯那·崔成达杰在任时,由三川的曲吉绕绛巴·达杰嘉措作为施主,动工修建。首任导师法台是为德央夏仲·洛桑诺布。1801 年，改由噶布夏仲·洛桑顿珠担任导师。尽管夏琼寺被誉为安多地区的寺祖，医明学院建院也较早，但后来在前密院的领经师阿旺索朗提议该寺应建立时轮学院时，寺主只同意在医明学院的基础上加以改建而未另建，一院兼两院之职，医明学院虽未独立存在下去，但宗拉山一带的医学事业仍然继续传承未衰。

斯廓赞布寺噶丹汤曲林也建有曼巴扎仓（简称斯廓寺）。该处原由第三世诺门汗·洛桑丹增嘉措所创立，最早为 1727 年，后因战乱未能继续。后来他来到卫藏地区，曾晋谒七世达赖喇嘛罗桑·格桑嘉措，洛桑丹增嘉措在达赖的建议下前往北京。清朝为他颁发了默竹诺门汗大呼图克图的册封印章和诏书。他在回到斯廓寺后，即开始整顿寺庙，建立寺规及章程，并设立四个学院，包括医明学院（曼巴扎仓）。此学院先后由医学导师负责，首任是白利曼让巴（为达莫曼让巴的弟子），其后各任分别为曼许夏仲、噶伦·阿旺元丹、阿旺·赤来嘉措、绛白曲丹·丹增赤来。此后一任医学导师曾著有《教诫珍宝源》一书，在蒙藏地区有较大的影响。在历任导师的影响下，学院管理严格，制度明确，学制与其他大寺院的医明学院也相仿，即学习《四部医典》为主，首先学习根本、论说和后续医典。每学完一典即进行考试。学完三典后，还有总考。及格者继续学习其他科目，包括药物识别、临证实践以及医学理论方面的深造。凡全部合格且成绩优秀者，由学院授予"曼让巴"学位。学院先后培养出许多优秀医师，学员包括其附近地区，蒙古族学员甚多，遍布内、外蒙古地区，为藏医药事业及藏蒙民族的团结做出不小的贡献。

位于青海省玛沁县 (属果洛藏族自治州) 的拉加寺内，也建有曼巴扎仓，这是 1772 年所建，名为"吉祥永安洲"。扎仓内供有药师佛的造像，寺内还有珍贵文物如佛像、巨幅唐卡等，其中尤以药师佛药王城的巨幅唐卡为珍贵。另外，寺内还绘有各种药物图、菩提树树喻图，以及一些不同时期的医学著作，包括《四部医典》和南、北方学派的医学著作等。

该寺建立之时，即已订立曼巴扎仓的学习制度，重点学习内容仍然是《四部医典》各续，并十分注重药物应用的教育，如对各种汤剂、散剂、丸剂及膏剂、酥油剂、药酒等的制作方法。各种导剂包括缓泻、峻泻、涌吐、滴鼻剂的配制方法，均需认真学习。对于一些外治技术诸如罨法、火灸疗法以及放血术等，均较重视。其所采集、配制的药物品种，除青海本地所产者外，还从邻近的西藏甚至印度引入，以增强对药物的认识，力求提高药效。该学院不仅为僧侣看病、培养学员，同时还为附近的世俗老百姓治疗，深受群众的欢迎。

此外，还有拉木德钦寺也建有曼巴扎仓，是由第三代的拉木阿旺·洛桑丹白坚赞建立寺庙之后，再由其继任者第四代拉木洛桑土丹·格列坚赞主持设立，其时学习内容也颇正规，以《四部医典》为主，培养人才甚多。

安多地区大小寺庙甚多，大多均建有医明学院，尽管其历史有长有短，规模也不尽相同，但对于藏医事业的发展，均起到积极的作用，在此不再一一列举。

安多地区的藏医药事业是整个藏医药事业的组成部分。长期以来，这一地区培养出来的藏医药人才也很多。这里仅举几个例子。

若白多杰，乃第三世章嘉，是有名的藏传佛教高僧，在藏医药方面也很有造诣。他于1720年在佑宁寺坐床，后因当时局势混乱，到北京躲避，并在二世土观活佛尊前学习佛学，前后达10年之久，于1734年被雍正皇帝封为"灌顶普惠广慈大国师"。以后又奉旨到拉萨，把七世达赖迎请回藏，并在那里继续深造，终于对佛学有极深的造诣。之后又返回北京，并曾为乾隆帝传授"胜乐"灌顶。后经乾隆同意，重返佑宁寺。此后又多次往返于京师与拉萨之间。他对蒙古文、满文也深有研究，曾主持译出蒙古文及满文《丹珠尔》和《甘珠尔》。对于弘扬医方明，他也不遗余力。如在北京时，他曾为六世班禅诊疾视病，也给其他人员看过病。他住持雍和宫时，在寺内增设医宗扎仓，并从西藏请来学者彭措札林格西任医学导师。这一阶段，他还广交医界学者，并培养了很多弟子，为藏医药学的发展出力甚多。例如著名蒙(藏)医学家松巴·益希班觉(蒙医界译为益希巴拉珠尔)就曾在1737年与他一道切磋学问，与他共同校勘当地印出的藏文经典著作。若白多杰并赠赐给他以"额尔德尼班智达"的称号。他不仅语言学方面造诣颇深，医学上也有不少著作，据说先后著成170多部论著。其中有关医药方面的重要代表作为《藏文正字学·智慧之源·医方明类》。此书虽为一工具书性质的辞书，但从其中也可见他在藏医药学方面的功底之深。如基础理论方面，对隆、赤巴、培根、七要素、病因学等，均有明确的释义；病证类则包括三因所致、热证、脏腑病、儿科病、男女生殖器病、妇女病、邪魔病、皮肤外科疮疡、外伤病、上身病及中毒病等，多达数百种；诊断法包括有脉、问、尿各种诊法，尤其脉诊为详；对治疗法方面，则包罗内、外各种疗法；药物学方面收载8大类药物多达数百种。此辞书医药类内容有两大特点：一为以《四部医典》为依据，言必有所本；再则把蒙藏医学互相融合，如三毒均以蒙医赫依、希日、巴达干为准，估计与蒙医学者之间的交流影响有关。

至于益希班觉，蒙医界把他归入蒙医学家，其著作甚多，蒙医也多把它们归入蒙医药著作。最重要的著作包括《甘露之泉》《白露医法从新》《认药水晶鉴》《甘露点滴》《甘露汇编》等。事实上，蒙藏医学曾经一度是十分亲密的兄弟医药体系，相通之处极多，且经典著作也有共同之处，故益希巴拉珠尔的著作多以藏文写成，既是藏医学家，也是蒙医学家，可谓集蒙藏医于一身的著名医家。

2. 康巴地区藏医药事业

康巴地区为藏族集中居住的另一地区，历代以来，也出现过不少对藏医药事业做出巨大贡献的医药学家。其中最值得一提的是藏本草学家丹增彭措。

帝玛尔·丹增彭措，1672年出生于西藏昌都贡觉宗的色嘎村，即今天的西藏自治区昌都市贡觉县色嘎村。他是帝玛尔世医家庭出身，父亲是比吉家族的多杰扎西，母亲名叫拉噶，他是家中的第二子。丹增彭措自幼跟随父亲和叔父学会了写字，并学习了一些医学知识。之后，他进入康巴寺出家，跟随喇嘛贡嘎丹增学习佛学、医学等传统知识，12岁时还向释迦拉旺学习了唐卡绘画的知识。他跟随贡嘎丹增仁波切，在得到上师真传后被派往卫藏和后藏进行教学，在卫藏期间，帝玛尔在色拉寺钻研佛学五部卷帙，并深得领悟。此后，又前往楚布大宝法王寺研习历算学、声明学、音韵学等十明之学后回到康区，在显密佛学方面对其学生潜心授教。

丹增彭措是一位多产作家，据说著作有 40 多部，包括《实用制药程式选集·普照日轮》《药方集要》《医药异名释要》《针灸学》和《丸药配方》等，另有药学专著《晶珠本草》，其中以《晶珠本草》的影响最大。

藏药学发达很早，例如早在赤松德赞在位时期，在编译的众多医书中，就有《药类铁鬘》一书，《四部医典》中也有有关药物基础知识及各种药物的内容。但作为一部药物学专著，当以《晶珠本草》为最有名。

《晶珠本草》，又名《药物学广论》《无垢晶串》，由两部分组成，即《治病伏魔药物功能直讲·无垢晶球》和《甘露药物名称功能评解·无垢晶鬘》。这是丹增彭措长期在青海东部和南部、四川西部、西藏的东部以及云南等地实地调查研究后，积 20 年之久，最后写成的藏药经典著作。

全书以藏式偈颂文体和叙述文体写成。上部为偈颂体文字，对每种药的功效进行概述；下部则为解释之部，改用叙述体撰写，对每一种药物的产地来源、生态环境、性味功效进行叙述，每种均有古代文献复习，材料相当丰富。上部总论计 13 章，下部则依药物的来源，入药部位不同等，将藏药分成 13 类，各类收药数如下：

（1）珍宝类 166 种

（2）宝石类 594 种

（3）土类 31 种

（4）汁液精华类 150 种

（5）树类（包括枝、干等)182 种

（6）湿生草类 142 种

（7）旱生草类 266 种

（8）盐碱类 59 种

（9）动物类 448 种

（10）作物类 42 种

（11）水类 121 种

（12）火类 11 种

（13）炮制加工类 82 种

以上是以药物来源进行分类的数目，但每一种类中还有进一步的分类。例如，在树类、湿生草类、旱生草类等植物药中，又细分出其根茎、茎、枝、叶、花、果实、种子和全草；而动物药则细分为头、脑、角、眼、舌、齿、喉、心、肺、肝、脾、肾、胃、生殖器、骨、骨髓、脂肪、肉、血、皮、毛、爪（蹄）、乳、粪便、昆虫等。

根据以上的分类及每种亚类合计全书共载藏药 2294 种，因此，如按每一种药为一种，不计其亚种在内，则全书实收药数当为 1220 种。例如，羊为一种药，其亚种如羊肉、羊肝、羊心等不再计入种数以内。再者，同一种药在不同产地，尽管其原植物可能有些地区性的差异，但也只能以一种计算。例如，红花这种药，可以有藏红花、尼泊尔红花、夏冈玛红花等不同，但只能以红花一种来计数。

《晶珠本草》有着很多突出的特点：

（1）对藏药史上历代本草做了一次总结。书中对历代之本草著作，均有文献复习，如最早的现存吐蕃时期医学文献《月王药诊》，下迄作者生活之前的 17 世纪的文献，都进行过研习，引经据典，为数达 130 部左右，如书中共有 320 种药引述《月王药诊》有关资料，406 种药引述《四部医典》的资料，其他如《甘露八支》《药性广论》《蓝琉璃》《药物大全》等书中有关藏药资料，均有所引用。这对读者认识各种药物的历史发展过程很有帮助。

（2）书中所引述的古代药物学的资料，不仅是客观的引用，而且还按作者所掌握的知识，进行评述，纠其错误，补其不足，删其烦冗。对每一种藏药，书中都述其历代的不同名称、别名，引用时不厌其烦，以备读者参考。如藏药中最常用的诃子一味，就从历代有关医药著作中的有关别名，列引达40多种名称。再比如，藏药中哇夏嘎一味，《晶珠本草》所载为："又名曲西哇、饶札哇、贝嘎夏、巴达巴夏，其味苦、性寒，清血热、肝热、消肿、止痛，治疗血热病、肝热病、赤巴病等，树高如沙棘，其分枝如鸟爪，其茎心松软，枝上有膨大的小节，其叶大而厚，花黄白色，集生于枝端。此药之上品不产于藏地，产藏地者其质较差，其花有蓝黄白紫多种颜色，亦分为优劣不同品种。此品称'冬门冬迟'和'丝哇'。凡无哇夏嘎可用之地，可以此后一品种代之。朗迥多杰说：'冬门冬迟'和'丝哇'用来代替哇夏嘎是一种错误。"此段记载，表明丹增彭措业已认识到哇夏嘎与一般藏医所用代用品"丝哇"和"冬门冬迟"并不一样。他还引述朗迥多杰所之说作为鉴别的根据。现代植物学知识业已证明，哇夏嘎之原植物是爵床科的鸭嘴花，而藏地多用哇夏嘎入药者，都不是真哇夏嘎，《晶珠本草》对这一问题的引述内容完全正确。

书中所载的药物明确显示，藏药学中有相当一部分药物为其他民族，尤其是汉族中药学中所少用或不用，例如雪莲花、紫苞凤毛菊、乌奴龙胆、短管兔耳草等，这些植物都生长在海拔4000米以上的高山。其他如独一味、山莨

莔、马尿泡、翼首草、虎耳草、绿绒蒿、獐牙菜、粗连线等，
也都是藏医所单独使用的药物，其他传统医学很少用或根
本不用。

藏医对药物性味的认识比较特殊，与汉族中医的认识不
同。这在早期藏医学著作《月王药诊》和《四部医典》中早
有提及。但直到《晶珠本草》时，才具体对药性予以标明，
如余甘子性味为甘酸涩凉，这对于后代藏医对药物的理解和
应用具有很好的参考作用。

《晶珠本草》对藏药的加工炮制方法，也都有较多的叙述。
根据统计，书中对藏药炮制的方法，提出达数十种之多，如
书中提到的常用炮制方法有选、筛、簸、刮、刨、洗、漂、劈、
切、碾、炒、煅、熬、煮汁等；有些炮制方法，则颇有藏医
的特色，比如对水银这味药，书中提出寒性加工法和热性加
工法之不同；而对寒水石，更提出热性加工、凉性加工和盐
制加工法。

从以上的介绍可见，《晶珠本草》可以说是具有浓厚藏族
特色的一部古代药学专著。例如在分类方面，古代民族药学
专著一般对药物分类不甚明确，唯有《晶珠本草》提出相当
进步且具本民族特点的分类方法。书中提到"珍宝类"，不仅
限于金刚石、玛瑙、翡翠石、水晶、珊瑚等比较稀有的珍贵

矿物，其中还包括铁锈、锡、锌、铁等，这有可能与古代藏地缺少这些物质有关。有些用药在我国古代本草学中也很特殊，如动物胃糜入药，在我国整个本草学中很罕见，这与高原民族的畜牧生活习俗显然有密切关系。再如，青藏高原由于自然条件的限制，农耕作物特殊，品种也少，故书中只收入稻、粟、稷、青稞、小麦、大麦等寥寥几种，显示当时了解到的粮食作物品种较少，这是受到客观实践限制的缘故。

《晶珠本草》还充分显示出藏医用药的特点。比如，诃子这味药是藏医中颇为特殊且相当常用的药物，曾被称为"药中之王"。《晶珠本草》中用了相当大的篇幅来叙述诃子，介绍此药的历史、品种分类。书中引述古书《医术点滴》一书中介绍的诃子品种，有赛多诃子、夏千诃子、排西诃子、札亮诃子、洋亮诃子、萨尔玛诃子等有关用药经验，书中介绍说，诃子果尖治隆病，因为其味辛；诃子果肉治赤巴和隆的合病，因为其味甘；其中层的果肉则用于治隆、培根合病，因为其味酸；其果尾则用来治赤巴病，盖因其味苦；其外皮则用来治疗合并病，其原因是果皮五味俱全之故。全书提到诃子之别名多达46种，还兼述其他民族用此药之名称等，均为其他药学专著所少见。

现代有些学者把藏医《晶珠本草》与古代中医之李时珍《本草纲目》相提并论。尽管两书还有一定之区别，也各有特点，但《晶珠本草》在藏医药发展史上，自有其重要的历史地位，不比《本草纲目》之于中医药的重要性差，值得认真予以研究、继承。

康巴地区的名医除上述丹增彭措为著名外，尚有其他一些名医值得介绍。

这里首先要提一下直贡学派。这是一个产生于五世达赖时期的学术派别，其创始人为直贡曲札，于藏历第十个绕迥的木羊年（1594 年）出生，尽管其学术思想偏向南方的舒卡学派，但却颇有其独立的见解，自成一派。他后来在喇钦木地方建了一藏医学校培养人才，所用教材为其所著的《四部医典释难注解》《珍宝例规》《论说医典单部问题答桑杰嘉措所问·消除疑难》等，独具一格，现这些文献尚存于拉萨的藏医院。其学派后来的继承人有：贡曲潘旺布，编有《直贡集要》；本仓益希，曾获"济世医师"之称号；贡绒顿珠，著有《医学众诀结晶之精·无穷利乐》等多种著作；希日拔协，将其师之《无穷利乐》加以发挥，并自著《汇集珍宝》，对直贡学派诸名医的学术见解加以汇集。

另一个重要学派为西康学派，其主要代表人物为司徒·曲吉穷乃(1700~1774年)。他于藏历第十二个绕迥的铁龙年出生，曾师从多位名医学习，其中有嘎玛丹培、格孜班智达、噶玛·让琼多杰等众多大师，终熟谙经典、学识出众，获"司徒班钦"的称号而名扬四方。他遍访西藏和内地以及印度、尼泊尔等地，为藏医药事业做了很大贡献。

另一名医绛央·钦孜旺布，于藏历第十四个绕迥的铁龙年(1820年)出生于德格。八岁时开始学习藏文，曾在家乡拜曲札嘉措太医为师，其他名医如希钦摩诃班智达图多朗杰、措齐次旺等，他都师事过，曾有许多著述，医著有《各种实用药方》《神经疾患疗法要义·利鬘之笔录》等，甚为一般医师所乐于阅读。其徒弟甚多，其中贡珠·元丹嘉措影响甚大。

贡珠·元丹嘉措生于藏历年十四个绕迥之水鸡年(1813年)，地点在康区金沙江畔之绒甲拜巴，自幼聪颖过人，及至成年，就能默记《四部医典》，并熟悉藏药本草。他后来广泛向50多位名师求教。在医学方面，他所著《所知藏》一书中对藏医历史做出精辟的分析，指出《四部医典》乃宇陀·云丹贡布的著作。对各种瘟疫的疗法和预防治疗药物，在其《宝库藏》一书中述之甚详。他在年老时，还集其一生治疗经验著《贡珠札记》(《精要札记·甘露之滴》)，此书在涉藏地区颇为重视。他还亲创八蚌寺的讲经院，弘扬佛法，授徒甚多，为佛学发展做出不小的贡献。他的《知识总汇》一书，是一部以医药为主要内容兼文化普及的经典论著，为后世所推崇。

第六章　全面复兴的新生时期

（1951 年以后）

1951 年，西藏和平解放，从此，藏医药的发展进入一个崭新的发展时期，它标志着藏医药科学事业的振兴和新生。

一、历史背景

1949 年，中华人民共和国宣告成立，中国人民从此掌握了自己的命运。

西藏自古就是中国的一部分，从元代开始，中央政府对西藏实行了直接而有效的行政管辖。近代，西方帝国主义曾经妄图吞并西藏，把它作为殖民地，这在十三世达赖喇嘛在位的时期，就已经有所表现，其间的斗争十分尖锐。

经过中央人民政府和藏族人民的共同努力，终于在 1951 年 5 月在北京签订了《中央人民政府和西藏地方政府关于和平解放西藏办法的协议》，使得西藏人民永远摆脱帝国主义的奴役，回到中华民族这个各民族团结友爱的大家庭中。

随着和平解放之后的改革进程，西藏社会不断发生变化，西藏人民随着全国人民的前进不断进步，取得不小的成就。

自 1947 年开始，党和政府在全国各少数民族聚居的地区逐步建立了各级民族自治区。截至目前，全国已建立了 155 个民族自治地方政府，其中自治区级 5 个、自治州 30 个、自治县 (旗)120 个。

民族区域的自治制度是社会主义制度优越性的一种体现，它使各个民族摆脱了旧社会那种民族压迫和阶级压迫的枷锁。各少数民族与汉族一样，在政治上、法律上都处在平等的地位，享受平等的待遇。旧社会的少数民族地区那种由于地域条件和历史因素造成的落后局面也都迅速改变。党和国家为了克服经济和文化因素造成的差距，制定了种种政策，长期从人力、物力和财力给予支持和帮助。

新中国成立以来，尤其是改革开放以来，民族医药学得到了空前的发展，其中藏医药学的发展更加迅猛。

1984 年，由卫生部和国家民委共同在呼和浩特召开民族医药工作会议，制定了《民族医药事业 "七五" 发展规划的意见》，藏医药事业的发展受到重视。会上提出的民族医药文献整理的规划，藏医药古代文献的整理占有相当重要的地位。

总之，社会主义的新中国实行全国各民族平等的政策，使藏族人民真正当家作主，自己掌握了自己的命运。党的医药卫生政策同样保证了传统藏医药学受到应有的重视，在继承和发扬的道路上与汉族中医药和其他各少数民族医药一道不断前进，取得了令人瞩目的发展。藏医药不仅受到全国各族人民的重视，而且走向世界，受到世界各国人民的重视和欢迎。藏医药的成就比起1949年以前的任何一个历史时期，其发展速度都要快得多，成绩都要大得多，大有天壤之别的感觉。藏医药只有在社会主义的条件下，才有可能如此阔步前进，成就辉煌。

二、藏医医疗事业蓬勃发展

1949年中华人民共和国成立以后，藏医药事业在党和国家的民族政策和医药政策的引导下，有了很大的发展。在西藏地区繁荣发展，其他藏族聚居的地区，同样是繁花似锦。

在和平解放以前，雪域的主要医疗中心就是药王山的医学利众寺和曼孜康两处。1959年以后，为了便于统一管理，便利民众看病，决定将两处加以合并，当时共有职工80多人。大约两年后，拉萨市召开了藏医代表大会，积极贯彻党的各项有关政策，知识分子得到应有的尊重，并强调对藏医传统医学体系要认真继承，加以发扬。此时，门孜康已改名为拉萨藏医院，由原门孜康负责人钦绕诺布大师继续担任医院院长之职，其弟子强巴赤列担任副院长。原来设立的一个门诊部对病人进行综合治疗，已经不能满足众多病人不同目的需求，遂加以扩充，设立内科、外科、妇儿科、针灸科，并增加配药室和取药房。此时的医务人员一方面在门诊看病，另一方面，要到牧区巡回医疗，到夏天，还要参加上山采药活动。配药室则自行制药，多数是丸药的形式。总之，医疗活动开展甚为活跃，例如当时曾抽调 15 名藏医，组成 7 个医疗小组，分赴市郊的堆龙、尼木、曲水、墨竹贡卡、达孜、当雄和林周等 7 县，进行巡回医疗，为群众看病达 1.44 万人次，这种情况在旧社会是未曾有的。1962 年的 12 月，德高望重的老院长钦绕诺布以 8l 岁的高龄去世。

1965 年，正当西藏自治区正式成立之时，人民政府拨出专款，新建藏医药门诊大楼，并附设病床 32 张。这也是西藏历史上第一所有住院部的藏医医疗机构，受到广大藏族同胞的欢迎。

1980 年，拉萨市藏医院改为西藏自治区藏医院，由自治区直接领导。次年，自治区组织了 20 多名藏医历算专家到其他民族医学较集中的地区包括青海、甘肃、新疆、内蒙古等省区参观学习，以提高认识，开阔眼界。此时，其他省区已相继建立了藏医院、藏药厂甚至藏医研究单位，藏医的影响正在不断扩大。在之后的几年内，西藏各地相继成立了藏医院，如1982年建立的山南藏医院、日喀则藏医院，1983年成立的那曲藏医院。贡觉县、申扎县、八宿县、江孜县等相继成立了藏医科，藏医医疗事业有了较快的发展。

1985年，由自治区投资1100多万元，在拉萨市北郊修建了藏医院的住院部，院内设住院病床150张。从此，西藏的藏医医疗工作走上了现代化的正规道路。院内各种现代化的医疗设备齐全，可以有目的、有步骤地观察和研究藏医治疗疾病的疗效，有计划地提高其医疗水平，这在历史上是从未有过的盛举。

就在这一年，经卫生部批准，全国藏医院工作会议在西藏召开，来自内蒙古、新疆、延边的民族医生应邀参加，藏医院的代表来自西藏云南、青海、甘肃、四川等省区。会上交流了已经建成的藏医院管理经验，并讨论此后藏医院的管理条例、病案登记规范化、藏医护士实用知识等。通过这次会议，使藏医医院的科学化管理走上正轨。例如1987年四川甘孜州藏医院成立时，尽管规模并不大，全院职工只有82人，病床也只有30多张，但其管理都比较正规，就是一例。正是由于医疗方面的正规化，成绩可观，1988年国家人事部决定对 989 名长期在农牧区从事医疗、护理和防疫的医务工作者都转为正式职工，使医疗力量增加了不少生力军。

与此同时，藏医在治疗手段方面，外治法也颇见特长，其中除放血疗法、火灸疗法外，外科手术也是古已有之。经过与现代西医知识相结合，用藏西医结合的方法，开展了一些中、小型手术，也取得较好的成绩。

截至 1988 年，涉藏地区的医药工作人员已经有 1462 人，其中约一半多在医院工作，另一小半则分布在民间，为广大农牧民服务。已评定职称的人员达 429 人，其中的 48 人有高级医疗技术职称，即主任医师和副主任医师，中级医师职称者 145 人，其余为初级医师或医士。另据 1990 年的统计，在近 20 年中，西藏藏医院为自治区以外的 5000 多名患者寄药治病，受到患者的赞扬和热烈的欢迎。

西藏藏医院的医疗工作日益发展，影响遍及国内外。为了满足全国广大患者的要求，自治区的藏医开始走出区外。1991 年 9 月，由自治区藏医院与西藏驻成都办事处医院共同筹划，在成都开设了藏医门诊部。

20 世纪 90 年代以来，西藏自治区藏医医疗事业进一步发展，如 1994 年的统计数字表明，藏医专门医疗机构已发展到 16 个，共有床位 350 张，在这里工作的专业技术人员也已发展到 1283 人，较 80 年代又有较大增长。

与此同时，藏药的生产也日益发展，以满足医疗和科研方面的需要。从门孜康到藏医院，其药厂的药品生产逐年扩大，在和平解放初期，简陋的制药厂产药只有 250 斤左右。到 1992 年，这个半自动化的藏药厂产药已达 10 万公斤，增长 4000 倍，实有天壤之别。到 1995 年，由江苏省援建的西藏自治区藏医院制药厂扩建项目破土动工，并于 1996 年底建成投产，成为西藏第一家现代剂型藏药企业，其生产的药品，不仅在藏族人民中有很高威信，而且受到区外及国外患者的欢迎。2012 年 12 月 31 日，经西藏自治区人民政府对关于西藏自治区藏药厂企业改制方案的批复，原西藏自治区藏药厂正式挂牌改制为西藏甘露藏药股份有限公司，作为国有企业脱离西藏藏医院。2015 年 12 月 21 日，崭新的西藏自治区藏医院门孜康制剂室正式揭牌成立，成为目前西藏规模最大、最规范的藏药制剂室。

进入 21 世纪后，西藏自治区藏医药事业在国家一系列政策的支持下，更是得到加速发展。2005 年，西藏藏医院被评为"三级甲等"民族医医院；2007 年，被确定为国家中医药管理局第一批重点民族医医院建设单位；2009 年，被确定为全国唯一国家级民族医临床研究基地；2013 年，又被国家中医药管理局确定为"中医药文化宣传教育基地";2015年，更被确定为"住院医师规范化培训基地"。

目前，西藏自治区已经建立了服务功能较为完善的藏医药服务体系，2013年，全区各级藏医院诊疗人次达131.8万，占全区医院诊疗人次总数的33.9%。至2014年，全区有藏医机构33家，藏医病床1364张，有藏医药人员2232人。自治区和地区级藏医院均被评为二级甲等以上藏医院，实施了5个国家临床重点专科、9个国家重点学科、17个国家重点专科建设项目。大部分县卫生服务中心内设有藏医科或藏医部，78%的乡镇卫生院和约20%的村卫生室能够提供藏医药服务。常用的352种藏药和128种"卡擦"被纳入《西藏自治区基本用药藏药目录》，藏医药健康服务被纳入自治区基本公共卫生服务项目。

藏药的生产也进一步迈向标准化、规范化和规模化。全区工商注册藏药生产企业达22家，包括西藏甘露藏药股份有限公司、西藏昌都藏药厂等老牌藏药企业，能够生产360多个藏药品种，全区年藏药产值达到8亿元，共建有18个藏药材种植基地。

青海省的藏医医疗事业也有很大的发展。1953年，在海南藏族自治州召开有关座谈会，要求在有条件的医院中，都要设立藏医科。1954 年全省共有藏医 466 人，主要分布在湟中、湟源、循化、泽库、化隆及尖扎等县，多数设在大寺庙中。20 世纪 50 年代末，寺院行医的方式逐渐解体，藏医事业除寺庙以外，民间也有还俗的僧医看病，但规模很小。改革开放后，至 1979 年，青海省在海西蒙古族藏族自治州最早建立了一所蒙藏医院，1983 年青海省藏医院在西宁市建立。此后，藏医院也在青海其他地区相继建立，青海藏医医疗事业迅速发展。到 1990 年全省共建立藏蒙医院 23 所，其中省级藏医院 1 所，州级 4 所，其他均为县级医院，其他县综合医院也都设有藏医科。这里的藏医医疗，一般仍是以自采、自制的藏药供自己使用，到 20 世纪 80 年代，有些医院开始采用半自动的生产方式，在粉碎、筛选等多种工艺上，均采用机器操作，除满足自用外，还能销出，取得较好的经济效益。1987 年开始，有的医院如黄南藏族自治州藏医院在西藏医学院的协作下，开始生产藏药中的贵重成药，包括珍珠七十味、常觉、芒觉等，大大提高了治疗疑难病症的疗效，也取得十分可喜的效益。2002 年，青海省相继颁布《青海省发展中医藏医蒙医条例》和《青海省发展中药藏药蒙药条例》。在政府的支持与推动下，青海省藏医药事业开始飞速发展，截至 2016 年，全省已有公立藏医院 28 家（含 1 家县级蒙医院，3

家蒙藏医院），拥有金诃藏药股份有限公司、久美藏药等多家工商注册藏药生产企业。

甘肃省藏医药的中心甘南自治州与其他藏族聚居地区的情况相仿，在改革开放以后，发展迅速，到1984年，已发展藏医院3所，藏医研究所1个，藏医门诊部3个。20世纪80年代末，藏医药事业更有明显的进步，如以夏河县藏医院为例，全院藏医药人员已有34人，其中主任藏医师1人，副主任藏医师1人，中、初级藏医师各4人。其医疗效果卓著，除本地藏族患者外，附近各省区的藏族同胞，也都纷纷前来求医，藏医在其他民族中的威信也不断提高。这一地区的藏医自行研制的一些藏成药，效果明显，其中有些品种如洁白丸等被列入国家药典，另有18种成药也被收入地方药物标准中。由于这一地区藏医水平不断提高，于1980年成立了甘南藏族自治州藏医研究所，现改名为甘肃省藏医药研究院，附设附属医院一家，并在兰州设有门诊，陆续出版藏文《藏医药研究》，这也是藏医药发展到比较成熟阶段的产物，逐渐成为甘肃省地区藏医药的研究中心。目前甘南藏族自治州拥有州级藏医院1家，县级藏医院7家，工商注册藏药生产企业8家。甘肃奇正实业集团有限公司创建于1993年，生产的名牌藏药驰名省内外，既取得良好的经济效益，也大大促进了藏医药的发展，目前奇正藏药已经成为上市公司，在藏药生产企业中独占鳌头。2001 年，甘南藏族自治州发布《甘肃省甘南藏族自治州发展藏医药条例》，在各项政策支持下，甘南的藏族医药已经得到快速发展，成为全国重要藏医药中心之一。

此外，四川省的甘孜和阿坝两个藏族自治州，也是藏族人民的聚居地。1975 年德格县宗萨藏医院成立了，1978 年德格县藏医院也设立了。1981 年，阿坝州中的若尔盖县藏医院开诊，该院集藏医医疗、教学和藏药供应基地于一体。1984 年甘孜州藏医院建成，肩负着医疗、教学、科研、制药中心和人才培养的任务。目前，四川省内拥有金珠药业集团有限公司和宇妥藏药股份有限公司等多家工商注册的藏药生产企业。

云南省迪庆藏族自治州的藏医药事业在 1949 年后得到了各级党委和政府的高度重视和大力支持，鼓励老藏医带徒传艺，开设门诊为群众治病。1980 年，迪庆州人民医院开设了藏医科，把云南藏医药事业推向新阶段。1984 年 12 月，中共云南省委在《关于迪庆工作座谈会纪要》中指出，"要重视和发展藏医"。根据这一指示精神，1987 年 9 月 13 日，经中共迪庆州委批准，迪庆州藏医院正式成立。2008 年，州委、州政府本着做大做强藏医药事业，打造一流的藏医院的目标，启动了州藏医院新院建设。2013年，新院正式搬迁使用，完成了从占地10亩、业务用房只有2700多平方米的旧院到占地50亩、规划设计总建筑面积20000多平方米的跨越式发展。至2016年，迪庆州藏医院已拥有116个医疗机构制剂批准文号，是云南省获得此类批号最多的一家医疗机构。

1992年，由中国藏学研究中心和西藏自治区山南地区行署联合创建了北京藏医院。1998年，该院更扩建为一所以藏医为主，多民族医于一体，民族医、中西医结合、医教研结合的国家级民族医疗机构，并于2000年在亚运村易地扩建，2002年竣工迁入现址，为国家中医药管理局批准的重点民族医院建设单位。目前医院占地面积22亩，建筑面积1.2万平方米，开放床位100张，开设藏、中、西医8个临床科室，10个医技科室和4个住院病区。其中藏医心脑病科、藏医胃肠病科为特色专科，藏药浴科为国家中医药管理局重点专科。

总之，藏医的医疗工作在这一时期突飞猛进，与以往任何时期有着天壤之别。藏医善于治疗的病症包括溃疡病、慢性胃炎、关节炎、脑神经疾患，其传统的成方，在国内外颇有声誉，成药远销国外。藏医的影响，已远及国内各地，除北京外，成都、兰州等地均开设了藏医院，用藏医独特的成药、制剂、疗法治疗各种疑难病症。藏医以自己的特色，优异的临床疗效，屹立于世界医学之林。

三、新型的藏医药科教事业

藏医的教育形式，从古代传统的师带徒，已逐渐发展和过渡到近代的曼巴札仓的形式。在多数藏传佛教的寺庙里，都有这种医明学院的设置培养学生。其中著名的有拉萨药王山的卓潘林、曼孜康，还有日喀则扎什伦布寺的吉吉那嘎，皆影响较大，其他曼巴札仓规模都较小，只在本地招收学徒。

西藏在和平解放之后，先是全力投入医疗工作，派出不少医疗队到农牧区，但由于地广人稀，深感医疗力量的不足，急需培养一大批接班人，才能满足人民的需要。1963 年末和 1964 年初，在拉萨藏医院招收了一个培训班，共招收学员 45 名。由院内选派教师以传统的方式进行培训，讲解的内容包括理论基础、临床诊断及药物知识，毕业后达到中级医务人员的水平。

1974 年 6 月，在拉萨市正式成立了卫生学校，并招收了藏医班，其师资均来自藏医院有教学经验的藏医人员。这个班第一次开始从农牧区招收学员，藏医教材也都是新编。这种短训班先后共举办了 4 次，招收学员总数达 100 多人，毕业后大多分配到基层去工作，受到农牧民的欢迎。

　　为了培训更加正规、能符合现代需要的藏医人才，1984年在拉萨正式成立了一所西藏自治区藏医中等专业学校，该校规模虽还不大，但培养出来的人才在涉藏地区起到骨干力量的作用。

　　鉴于人民的需要日益增加，中等专科学校业已难以满足这种需要，1985年开始，在西藏大学这所综合性大学里，开设了一个藏医学系，并开始试招少量学生。这是藏医学的教育工作开始走上现代高等教育的开始，从此，藏医药学有了现代化的高级人才，为藏医药学的质的飞跃发展打下了很好的基础。

　　与此同时，藏医药人员也存在一种旧时培养人员如何适应新的形势的问题。旧时藏医传统的职称如曼让巴、格西等学位及一般医师如何纳入现代医药技术人员职称系列的轨道，这是一个十分实际的问题。有鉴于此，在西藏自治区政府、区政协、宣传部等有关部门对此问题作了全面的分析和研究，并参照内地中医的例子，对旧时由日喀则吉吉那嘎医学校以及默珠林、彭波那烂陀讲经院毕业的医算学校的学生，如当时业已考试及格者，都与原曼孜康在1959年以前的毕业生一样，给予正式的专科学位职称，大大调动了人们学习藏医学的积极性。

1989 年，在西藏大学藏医系的基础上，诞生了历史上第一所独立的高等藏医学府——西藏藏医学院。西藏地区以及藏医学发展史上首次有了自己现代化的高等学府。当时这所学院设有大学部、中专部，校中还设有图书馆、留学生部，以及藏医药研究所等。此外，也接收自治区及区外送来进修的藏医人才数百人，多数是邻近省份的初级藏医人才，通过进修，大部分学员的藏医水平均获得较大的提高。2018年，学院更名为西藏藏医药大学。截至 2022 年，已经为培养 7000 余名藏医药专业人员。目前，西藏已形成院校教育为主，师承教育、骨干培养、临床进修、全科医师培训相结合的多层次、多渠道藏医药人才培养格局。

在青海省，1949 年以前，学员都是从大小寺庙的医明学院培养出来的，其中以塔尔寺、广惠寺、夏琼寺、拉加寺附属的曼巴札仓为最有名，但培养的人数较少，尚不能满足当地广大藏胞及其他民族的要求。1949 年，中华人民共和国成立以后，青海省开始通过培训班、进修班来培养藏医，其中，黄南藏族自治州卫校藏医专业班较有名，20 世纪在 80 年代就已培养藏医 300 余人；另外，青海省的藏医学会也连续举办 6 期藏蒙医培训班，培养一些接班人。1987 年，在西宁市正式建立青海省藏医学院，这是继西藏自治区之后，在国内设立的第二所藏医高等学府。在这里学习的学生，不仅学习了传统的藏医药知识，同时也兼学一些现代医学。1995年，青海藏医学院与青海医学院整合。2004年，青海医学院与原青海大学整合，组建新的青海大学，青海藏医学院更名为青海大学藏医学院。学院设有藏医学、藏药学、藏医护理学、藏医药卫生事业管理学和藏西医结合五个本科专业（方向）。已基本形成集本科生、研究生、留学生、成人教育于一体的藏医药学高等教育办学新格局。学生主要来自青海、西藏、甘肃、四川、云南等省区，有藏、汉、蒙古、回、土等多个民族，其中藏族学生占学生总人数的95%以上。建院以来累计培养的千余名藏医药学高级人才，为青海省的医疗卫生事业做出了不可替代的贡献。

在甘肃省的甘南藏族自治州也培养出不少藏医人才。如1979年到1990年州卫生学校就先后培养出中级藏族医药人员将近300人，还培养出大专人才60人。甘肃中医学院和甘南藏族自治州人民政府联合于1989年秋季在甘南藏族自治州卫生学校开办了藏医系，设置藏医专业3年制专科教育，面向全省招生。2000年，经教育部备案批准，在甘肃中医学院设置藏医学专业5年制本科教育，2001年藏医系由专科升格为本科并扩大为藏医学院，属甘肃中医学院的一个二级学院，开始正式招收藏医本科生。2013 年开始招收藏医学专业硕士研究生，2017 年开始招收藏药学专业硕士研究生，从而成为继西藏、青海之后另一个培养藏医药高级人才的高等学府，为本省培养出高级接班人打下了坚实的基础。

另外，还应提到藏医药研究生的培养，这在旧社会是没有先例的。20 世纪 90 年代中期，在北京的中国中医研究院民族医学史研究室，招收了我国第一名藏医学史研究生，来自青海的藏族青年杨正冈布在博士生导师蔡景峰的精心指导下，通过 4 年的认真学习和研究，在北京、青海、西藏以至于印度、尼泊尔等有关地区和国家，广泛收集材料，调查研究，写成了西藏古代藏医学史的学位论文，获得有关各界的好评，于 1995 年毕业，成为我国以至于世界上第一位藏医学史博士，在国内外均有较大影响。1999 年，西藏藏医学院首次招收藏医专业硕士研究生。2004 年，西藏藏医学院与北京中医药大学开始联合培养藏医专业博士研究生。2018 年，开始招收藏药专业硕士研究生和藏医专业博士研究生。2019 年设立藏医专业博士后工作流动站。2000 年，青海医学院藏医学院（今青海大学藏医学院）获得藏医药学硕士学位授予权，2006 年获得藏医药学博士学位授予权。值得一提的是，青海大学藏医学院于 2016 年秋季招收首批授予藏医药学硕士学位的外国留学生，这也是我国对外国留学生进行藏医药学正规学历教育的首次尝试。

总之，1949 年以后，藏医药学的教育事业突飞猛进，成绩巨大，非旧社会所可比拟。

改革开放以后，藏医药的科研工作进入了一个飞速发展的时期。如在西藏藏医院藏医研究所，人员虽不多，但一般学术水平都是比较高的。所内的科研工作由学术水平高的老藏医指导，研究工作包括发掘整理藏医药的古代文献资料、天文历书的编纂工作、临床和药物学的研究等，其成果"藏医治疗萎缩性胃炎临床随访研究"获 1988 年卫生部科学技术进步三等奖。研究所于 2006 年提升为"西藏自治区藏医药研究院"，研究领域涉及藏医临床研究、藏药生药研究、藏药药用植物研究、藏药植物化学研究、藏药药理毒理研究、藏药开发应用研究、实验动物研究。在新旧两代科研人员的共同努力下，科研工作取得了巨大的成果。

藏药标准方面的工作也一直在进行中。1997 年 6 月 19 日颁布生效的《中华人民共和国卫生部药品标准——藏药分册》中收载藏药材品种 136 种，成方制剂 200 种，涉及丸、散、丹等剂型。2020 年版《中国药典》中收载藏药材 8 种，藏药制剂 18 个。各地也根据各自的情况，颁布各种藏药标准，作为对国家标准的补充。2012 年版《西藏自治区藏药材标准》对 101 种没有国家标准的常用藏药材建立了地方标准；2009 年版《藏药材炮制规范（藏文版）》收载 186 种常用藏药材炮制方法，是西藏自治区藏药炮制品法定技术标准。青海省 2011 年发布了《青海省藏药炮制规范》，收载常用藏药材炮制品种 244 种。四川省 2014 年版《四川省藏药材标准》收载藏药品种 43 个，2020 年版收载习用藏药材品种 47 个，包括部分四川省涉藏地区的特色资源品种。2021 年，由四川省药品监督管理局主编的《四川省医疗机构藏药制剂标准》正式出版，第一册和第二册共收载藏药制剂 179 个品种。

在国家藏药标准的规范的指导下，西藏、青海、甘肃、四川等省区先后建立了数十家现代化藏药企业，200 余个藏药制剂新品种经国家批准，藏药制剂为当地国民经济产值带来 50 亿元以上的增长，目前全国藏药生产企业已经达 60 余家。

20 世纪 90 年代以来，在党和政府的重视下，藏医药的科研工作得到快速发展。国家自然科学基金、国家社科基金、国家重大科技专项、国家科技支撑计划等国家级科研项目均对藏医药的研究有所支持，一批科研成果相继问世，有的甚至荣获国家级奖励，如"藏药现代化与独一味新药创制、资源保护及产业化示范"项目获 2015 年国家科学技术进步二等奖。

总之，经过 70 余年的发展，藏医药的教育和科研工作都得到了长足的发展，显示出独特的学科优势，产生了巨大的社会和经济效益。

四、学术交流，藏医走向世界

学术交流是学术进步和发展必不可少的内容。在古代，由于种种条件的限制，特别是交通条件和信息交流的落后，交流比较困难。古人拜师学习，有的千里迢迢，跋山涉水，常要经历长期的奔波，有时要经历数月，甚或经年的时间，才能到达目的地，这种情况在雪域高原表现尤为突出。著名的医中之圣宇陀·元丹贡布不远万里，到祖国内地、到天竺求师，都是这种情况。这种拜师学习，从广义上说，也是一种学术交流。但我们一般所指的交流，都是指双向的交流，是互通有无、共同提高的活动。在近现代交通发达、信息媒体先进的条件下，学术交流变得十分必要和活跃，这对交流的双方都是有利的，对迅速提高学术水平也是很有益的。

藏医学的学术交流，在旧社会里是比较落后的。不能说那时候没有交流，但由于各种条件的限制，这种交流是很有限的。只有在西藏和平解放后，尤其是在 1978 年我国实行改革开放政策以后，藏医药的学术交流才逐渐活跃起来。以下分为国内和国际两部分加以介绍。

1. 国内学术交流

改革开放的政策给藏医学的经验交流带来大好的时机。例如，1981 年 9 月，在西藏自治区拉萨召开了中华医学会藏医分会成立大会暨第一届理论经验交流会，参加会议的有 120 多名藏医，在会上提出的学术论文涉及医学史、基础理论、临床各种治疗、藏药学以及科学研究等内容，这次学术会议对于活跃藏医学术、推动藏医发展起到良好的作用，获得与会者一致好评。

1983 年 7 月，在拉萨举行了《中国医学百科全书·藏医分卷》审稿会议，邀请 15 位藏医专家参加；与此同时，全区第二届藏医学术交流会也在拉萨举行，这次会议系由西藏自治区藏医院和中华医学会藏医分会召开，两会对于提高藏医学术水平，交流学术心得具有积极作用。

此后两年，藏医药的国内学术交流趋于活跃。1985 年，在拉萨召开了全国首届藏医工作会议。这是有史以来藏医发展史上空前的盛会，参加会议的有西藏、青海、四川、甘肃、云南等五省区的藏医代表，代表们认真讨论了发展藏医的医疗、教学和科研工作，对办好藏医院、建立健全体制等提出了很多有建设性的意见。通过讨论和交流，通过了《全国藏医工作条例（试行）》《藏医病历书写规范（草案）》《藏医护理操作规程（草案）》等多个文件。这是一次促进藏医工作正规化、系统化和现代化的积极大会，具有相当好的促进作用。

1986年，适逢西藏的曼孜康建院70周年、药王山医学利众寺建立290周年，由西藏藏医院发起，召开庆祝大会，除邀请了五省区的藏医药工作者参加外，还特邀北京中国中医研究院、北京大学、内蒙古等地的专家参加庆祝和交流学术经验。会议期间，为藏医院住院部前院矗立的宇陀宁玛·元丹贡布石像举行了"利见"的揭幕式，以表达对这位藏医古代医圣的敬意。会议还举办了反映医圣生平事迹的文物、图片展，大会学术气氛浓郁，希望能在现代再出现新的藏医医圣和药王。为配合这次会议的召开，《西藏日报》还刊登了曼孜康老院长、藏医历算大师钦绕诺布的生平事迹及对藏医药贡献的文章，以示庆祝。西藏人民出版社也在这一盛会期间，出版了大型的《四部医典系列挂图全集》，共发行5000册，还出版了《医算汇集》，并在会后印发了此次振兴藏医大会的会议论文选集等。

1997年，在北京成立了民族医药工作者自己的群众组织

"中国民族医药学会"。学会成立后，积极开展民族医药方面的学术交流工作，藏医药的经验交流为其中重要的一项。如1998 年 7 月 7 日由中国民族医药学会、西藏自治区藏医院、西藏自治区藏药厂联合举办的首届中国藏医药发展研讨会在拉萨召开。

从 20 世纪 80 年代开始，陆续成立的青海省藏医药学会、西藏自治区藏医药学会、甘南州藏医药学会、阿坝州藏医药学会、甘孜州藏医药协会等学术团体积极开展各种学术活动，交流藏医学界的最新研究成果，对藏医学的发展起到了积极的推动作用。如 2003 年 10 月 17 日 ~18 日，全国藏医药学术研讨会在四川省甘孜藏族自治州泸定县召开。2005 年 8 月 8 日 ~12 日，全国藏医药学术研讨会在甘肃省甘南藏族自治州合作市召开。2006 年 9 月 9 日 ~10 日，全国藏医药学术研讨会在青海省西宁市召开。2007 年 9 月 14 日，全国藏医药学术研讨会在西藏自治区拉萨市召开。2011 年 7 月 28 日 ~30 日，全国藏医药学术研讨会在四川省成都市召开。2014 年 11 月 3 日，西藏自治区藏医药发展大会在拉萨隆重召开。会议号召，要在强基础、重普及，强产业、惠民生，强科研、促创新上下功夫，以大思路大战略大决心整体推进藏医药事业跨越式发展。2015 年 9 月 28 日，五省区藏医药学术研讨会在拉萨召开。2016 年 9 月 13 日，门孜康建院 100 周年庆祝大会暨中国西藏首届藏医药国际论坛在西藏自治区拉萨市开幕。

总之，中国民族医药学会成立之后，藏医药的学术交流，包括国内及国际的交流，进入了一个有组织、有计划的时期，藏医药事业的飞跃发展是可以预期的。

2. 藏医学走向世界

藏医药学走向世界，可以说是近三十多年来才开始的。此前，除去个别到国外定居的藏族医生，偶尔在外国诊病以外，几乎不为人知。西方极少数学者，访问过西藏，接触过藏医，有少数人对藏医的历史、古代文献作过研究，其影响是极为有限的。

随着我国改革开放，国际学术交流逐渐活跃，藏医学也开始走向世界。

中国中医研究院蔡景峰研究员多次参加有关中国科学技术史的国际会议，经常有藏医学史的论文在大会上发表，其中包括藏医古代历史、曼唐各种不同版本的比较研究、藏医的起源和形成等方面的学术论文，分别在德国汉堡、澳大利亚悉尼、英国剑桥、日本东京及韩国汉城召开的第 32 届亚洲北非国际学术会议及第五、六、七、八届中国科技史 (后改为东亚科技史）国际会议上宣读，澄清了一些有关藏医起源的错误见解，扩大了藏医学在国际上的影响。

1989 年 7 月，西藏自治区藏医院强巴赤列院长应邀访问尼泊尔，考察尼泊尔民族医药的发展情况。

1990 年 3 月，西藏自治区卫生厅副厅长、藏医院院长强巴赤列和著名藏医措如次朗应邀访问日本自治医科大学，进行学术交流，并获悉藏医经典《四部医典》已译成日文出版，藏医系列曼唐也已有日文版。

1992 年 10 月，应美国佛罗里达大学邀请，西藏自治区卫生厅土登厅长，西藏自治区藏医院强巴赤列院长、次仁巴珠副院长，赴美进行为期一个月的医学考察和学术交流。

截至 1995 年底，各国来西藏自治区藏医院考察的代表络绎不绝，雪域医方明对国际友人的吸引力可见一斑。

20 世纪 90 年代以来，西藏藏医学者多次去国外进行医学交流，如 1990 年 3 月，著名藏医学家措如次朗大师和强巴赤列先生赴日本进行学术访问。1991 年 1 月，应美国新泽西州普林斯顿大学人类学系邀请，西藏自治区藏医院占堆、尼玛拉姆赴美参观考察。1992 年 12 月，著名藏医学家强巴赤列一行三人赴美进行学术交流等。这些交流增加了双方的医疗技术和医学理论等方面的了解，促进了学术交流。

1997 年 5 月 26 日~6 月 26 日，世界卫生组织西太区办事处任命西藏自治区藏医院格桑旺堆、中国中医研究院蔡景峰为该处顾问，赴蒙古国进行传统医药讲学任务。1998 年 4 月，西藏自治区藏医药研究所所长嘎玛群培教授随中国藏学家代表团参加访问美国、英国、瑞典等欧美 8 国，把藏医的影响介绍到欧洲。1998 年 6 月，以西藏著名藏医大师措如次朗、藏医院院长占堆组成的中国藏医代表团访问墨西哥、巴西、阿根廷、智利等南美 5 国，讲解藏医学术成就及基本理论，受到普遍的欢迎，并在当地给一些疑难病人治疗，取得满意的疗效，影响甚大。

国外来专家学者进行的学术交流也很频繁，如 1988 年在青海湟中县医院就举办过学术交流会，尕布藏为首的省藏医代表团与来自联邦德国、澳大利亚、荷兰的 10 多名外国同行进行了交流，就藏医的历史、诊断、藏药等方面交流了经验和学习心得，反映良好。1998 年 9 月 14 日加拿大、南非等医学考察团考察青海省藏医院。此外，甘南自治州藏医研究所的土布旦等名藏医也应邀出国访问。

2000 年 7 月，在西藏拉萨市召开了由中国民族医药学会和西藏自治区卫生厅、西藏藏医学院联合主办的国际藏医药学术会议。中国、美国、德国、法国、日本、俄罗斯、印度和以色列等国的 640 多名藏医药专家参会，共同交流探讨藏医学的继承和发展问题。会议论文集以藏、汉、英三种文字对照的方式，收录论文 249 篇，总体上反映了当时藏医药发展的学术水平。同时，会议设立了国际藏医药学术会议"宇妥杯"优秀论文奖，共有 17 篇论文分别获得金奖、银奖、铜奖和特别奖。这次会议是我国举行的第一次藏医药国际学术会议，在国内外产生了较大的影响。

2002 年 8 月 7 日，中日藏医学学术交流会在西宁召开。2011 年，由日本和合医疗协会 15 名专业人员组成的日本医疗学术交流团在青海金诃藏药交流学习传统藏医药。交流团先后考察了青海省藏医院、青海藏医药研究所、青海大学藏医学院、金诃藏药及世界上唯一的藏医药文化博物馆。金诃藏药还选派藏医药专家就藏医药基础理论、藏医心理学等进行了 10 个学时的专门授课，并向日本医疗学术交流团成员颁发结业证书。近年来，传统藏医药学在国际上的影响与日俱增。每年在金诃集团访问的国际学术交流团体不断增多，专程赴青海省藏医院就医的海外患者比例稳步增长。

2012 年 10 月，在西宁举办了以"方法与聚焦：本土和全球语境下的临床研究、医学人文和整合医疗实践"为主题的藏医医学人文国际学术研讨会。

2015 年 8 月，世界中医药联合会藏医药专业委员会成立，并于 2015 年和 2016 年举办学术年会 2 次。

2016 年 9 月，门孜康（西藏自治区藏医院）建院 100 周年庆祝大会暨中国西藏首届藏医药国际论坛在西藏拉萨市召开。450 余位国内外知名专家学者、各界宾朋齐聚一堂，共商藏医药未来发展大计。15 位来自奥地利、蒙古、美国、新西兰、尼泊尔和中国西藏自治区藏医院、藏医学院的学者在论坛上，围绕"一带一路"和面向南亚开放重要通道建设背景下藏医药的传承、发展、创新，进行了为期一天的学术演讲。基于广泛深入的学术研讨，中国西藏首届藏医药国际论坛宣读了《拉萨公报》，达成了五项共识：（1）藏医药学发源于中国西藏，是藏民族智慧的结晶。（2）中国藏医药事业的发展成就令人瞩目。（3）藏医药研究的侧重点正在从基础理论领域转向临床应用领域。（4）藏医药学标准化问题越来越受到关注和重视。（5）藏医药国际交流与合作应大力发展。这是继 2000 年国际藏医药学术会议后又一次藏医药的盛会。

结　语

千百年来，藏医学在保障藏族人民群众健康中起到了重要作用。1951年西藏和平解放后，中国政府更是高度重视藏医学的发展，出台各种民族政策和医学政策鼓励和扶持藏医事业的发展。2017年开始实施的《中华人民共和国中医药法》从法律层面保障包括汉族和少数民族医药在内的我国各民族医药的发展。目前，西藏自治区藏医院是国家中医药管理局指定的民族医临床研究基地；西藏藏医药大学和青海大学藏医学院设有全国藏医博士学位授予点；1995年中华人民共和国卫生部公布了《药品标准·藏药》；2016年作为名词标准规范的《藏医药学名词术语》正式公布。在党和政府的大力支持下，藏医的医疗、科研、教育、文化、产业等各方面都得到了飞速的发展。

尤其值得一提的是，2018年11月28日，"藏医药浴法——中国藏族有关生命健康和疾病防治的知识与实践"被正式列入联合国教科文组织人类非物质文化遗产代表作名录。2015年，收藏于西藏自治区藏医院的《四部医典》（金汁手写版和16~18世纪木刻版）入选国家级《中国档案文献遗产名录》；

2023 年又入选《世界记忆（国际）名录》。藏医学的影响，已成为全球性关注的热点，必将为人类的健康做出更大的贡献。

主要参考文献

[1] 第五世达赖喇嘛.西藏王臣记（藏文）[M].北京：民族出版社.1957.

[2] 王辅仁,索文清.藏族史要[M].成都:四川民族出版社,1981.

[3] 王尧.吐蕃金石录[M].北京：文物出版社，1982.

[4] 第司·桑吉嘉措.藏医史（藏文）[M].兰州：甘肃民族出版社，1982.

[5] 觉吾·伦珠扎西，达姆门然巴·洛桑曲扎.宇陀·元丹贡布传记（藏文）[M].旺堆，校订.北京：民族出版社，1982.

[6] 黄奋生.藏族史略[M].吴均,校订.北京:民族出版社，1985.

[7] 达仓宗巴·班觉桑布.汉藏史集[M].陈庆英,译.拉萨:西藏人民出版社，1986.

[8] 王森.西藏佛教发展史略[M].北京：中国社会科学出版社，1987.

[9] 强巴赤列. 藏医历代名医传略（藏文）[M]. 北京：民族出版社，1987.

[10] 王尧. 吐蕃文化 [M]. 长春：吉林教育出版社，1989.

[11]《中国医学百科全书·藏医分卷》编写委员会. 中国医学百科全书·藏医分卷（藏文）（上册）[M]. 拉萨：西藏人民出版社，1990.

[12]《中国医学百科全书·藏医分卷》编写委员会. 中国医学百科全书·藏医分卷（藏文）（下册）[M]. 拉萨：西藏人民出版社，1991.

[13] 王镭. 西藏医学史 [M]. 南京：译林出版社，地平线出版社，1991.

[14] 供秋仁青. 藏族医学发展史（藏文）[M]. 兰州：甘肃民族出版社，1992.

[15] 王弘振. 安多藏蒙医药学史研究 [M]. 兰州：甘肃民族出版社，1994.

[16] 蔡景峰. 中国藏医学 [M]. 北京：科学出版社，1995.

[17] 强巴赤列. 中国的藏医 [M]. 北京：中国藏学出版社，1996.

[18] 格桑陈来. 藏族医学史（藏文）[M]. 北京：中国藏学出版社，1997.

[19] 蔡景峰，洪武娌.《四部医典》考源 [M]. 郑州：大象出版社,1999.

[20] 张云，石硕主编.西藏通史（早期卷）[M]. 北京：中国藏学出版社.2016.